Docteur TERRIEN

MÉDECIN-DIRECTEUR

DE LA MAISON DE SANTÉ DE DOULON-LES-NANTES

L'HYSTÉRIE

ET

LA NEURASTHÉNIE

CHEZ LE PAYSAN

ANGERS

IMPRIMERIE-LIBRAIRIE LACHÈSE ET Cie

J. SIRAUDEAU, ÉDITEUR

Siège Social : 2, rue de l'Aiguillerie et 1, rue Montault

Succursale : 6, place de la Visitation, 6

1906

L'HYSTÉRIE ET LA NEURASTHÉNIE

CHEZ LE PAYSAN

Docteur TERRIEN

MÉDECIN-DIRECTEUR
DE LA MAISON DE SANTÉ DE DOULON-LES-NANTES

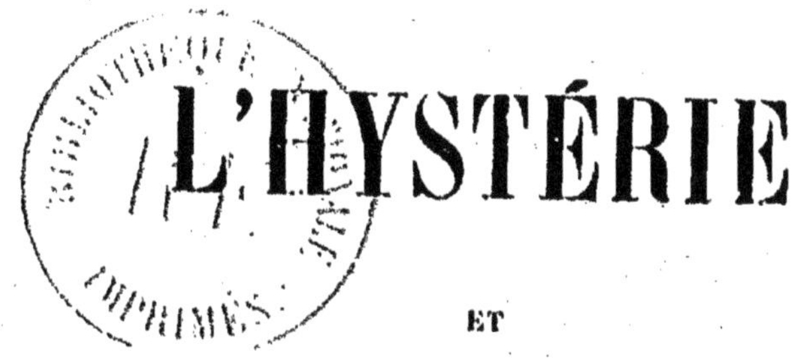

L'HYSTÉRIE

ET

LA NEURASTHÉNIE

CHEZ LE PAYSAN

ANGERS
IMPRIMERIE-LIBRAIRIE LACHÈSE ET Cie
J. SIRAUDEAU, ÉDITEUR
Siège Social : 2, rue de l'Aiguillerie et 1, rue Montault
Succursale : 6, place de la Visitation, 6

1906

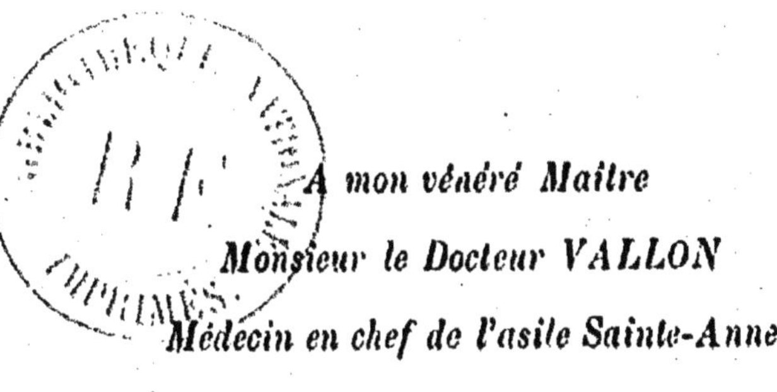

A mon vénéré Maitre

Monsieur le Docteur VALLON

Médecin en chef de l'asile Sainte-Anne

Hommage de ma vive affection

DU MÊME AUTEUR

Traumatisme, épilepsie et paralysie gén. (*Ann. médico-psych.*, an. 86).

Paralysie générale succédant à une manie (*Ann. médico-psych.*, année 86).

Phénomènes consécutifs à deux tentatives de pendaison (*Progrès Médical*, an. 87).

Modes de terminaison du délire alcoolique (Thèse Paris, an. 88).

Hystérie en Vendée (*Arch. de Neurologie*, an. 1893).

Hystérie infantile en Vendée (*Arch. Neurologie* et Congrès de Toulouse, année 1898).

Un cas singulier de respiration de Cheyne Stokes (Congrès de Toulouse, 1898).

La Médecine mentale à la Campagne (Congrès d'Angers, 1899).

Psychoses post opératoires (Congrès d'Angers, 1899).

Angine de poitrine chez un Parkinsonnien avec respiration de Cheyne Stokes (*Progrès Médical*, 1902).

De la respiration de Cheyne Stokes (*Progrès Médical*, 1899).

Vomissements incoercibles de la grossesse (*Gaz. d'Anjou*, 1902).

Guérisons miraculeuses et la Science (*Progrès Médical*, 1901).

Astasie abasie de 4 années guérie instantanément par l'hypnose (*Gaz. d'Anjou*, 1901).

De l'emploi limité de l'hypnose en thérapeutique (Congrès de Paris, 1900).

De l'alcoolisme en Vendée (Communication à l'Académie de Médecine, nov. 1897).

Empoisonnement par la strychnine par erreur de pharmacien (Congrès de Paris, 1900).

Du Diabète insipide hystérique (*Gaz. d'Anjou*, 1903).

Traitement de l'épilepsie (*Gaz. d'Anjou*, 1903).

Un cas d'anorexie de 4 mois (guérison instantanée par psycho thérapie). *Gaz. de Nantes*, 1904.

Trois cas de Chorée rythmée (*Gaz. de Nantes*, 1904).

Traitement de la Neurasthénie (*Gaz. de Nantes*, 1904).

Un cas d'asphyxie intermittente des extrémités (*Gaz. de Nantes*, 1904).

Quelques considérations sur l'Étiologie de la Paralysie générale (*Gaz. de Nantes*, 1905).

Crises singulières d'hystérie chez un enfant (*Gaz. Nantes*, 1905.

Psychopathies chez les Paysans (*Progrès médical*, Février 1906).

Accidents hystériques d'imitation (*Progrès médical*, Février 1906. *Anjou médical*, Mars 1906).

Étude sur la fièvre hystérique (*Anjou médical*, Avril 1906).

L'HYSTÉRIE ET LA NEURASTHÉNIE

CHEZ LE PAYSAN

Leur fréquence

On s'imaginait autrefois que la neurasthénie et l'hystérie étaient des maladies presque exclusivement urbaines. On considérait, non sans raison, que les bals, les spectacles, les plaisirs de tous genres, que prodigue la ville, le surmenage intellectuel, le surmenage moral étaient des éléments propres à favoriser le développement des névropathies. Et le paysan, le rustre, qui paraissait être à l'abri de toutes ces causes, devait, de ce seul fait, y être moins fréquemment exposé. Le campagnard a, en effet, la vie calme, il ignore toutes les grandes émotions, il n'a pas, autant que l'habitant des villes, le souci de la lutte pour l'existence. Il se contente de peu. Il vit sans grandes ambitions, partant sans grandes déceptions. La terre lui suffit. Il ne connait que son champ, sa charrue, ses bœufs. Or, comment se fait-il que les névroses, les psychonévroses aient envahi les campagnes, dans des proportions telles qu'elles n'ont plus rien à envier sur ce point aux grandes cités tumultueuses, industrielles. Car il n'est pas niable que les névropathies soient extrêmement fréquentes chez les paysans d'aujourd'hui. On trouve chez eux beaucoup d'hystériques, plus même qu'à la ville, si je dois m'en rapporter à mon expérience personnelle, à l'expérience de seize années de clientèle, dont douze années au fond du Bocage Vendéen, au milieu d'une population de paysans. Quant aux raisons explicatives, j'essaierai, dans cette étude, de les rechercher. J'en ai dit d'ailleurs quelques mots, dans deux précédents mémoires, sur l'hystérie en Vendée. Année 1893, année 1897. *Archives de Neurologie.* Mon enquête s'appliquait naturellement d'une façon spéciale à la région que j'habitais.

Je disais : le paysan est un buveur : 5 ou 6 litres de vin par jour semblent une dose fort raisonnable aux paysans du Bocage, et les buveurs à cette dose sont légion; mais ajoutais-je : Ce sont des buveurs presque exclusifs de vin blanc, de vin qu'ils récoltent eux-mêmes, vin non frelaté et dont le degré alcoolique très faible varie entre 6° et 7°. Les buveurs d'alcools, d'apéritifs sont de très rares exceptions. Aussi si l'on trouve beaucoup d'ivrognes, y trouve-t-on fort peu d'alcooliques. Ce fait m'avait frappé dès le début; j'en avais fait mention au congrès des aliénistes à Angers, et dans une note lue à l'Académie de médecine par le professeur Laborde, lors de sa discussion avec Lancereau, sur les causes des cirrhoses. Toutefois de ces habitudes d'intempérance, d'ivrognerie résultera pour la descendance la tare dégénérative. Les enfants ne sont-ils pas conçus le plus souvent pendant ces heures d'ivresse? C'est après avoir sacrifié à Bacchus que le paysan buveur sacrifiera surtout à l'amour. Tous les médecins sont d'accord sur l'influence néfaste qu'exercent sur le produit, des accouplements opérés dans d'aussi déplorables conditions.

Ce que je viens de dire pour le paysan Vendéen, je puis l'appliquer, je crois, aux paysans en général. S'ils ne boivent pas tous d'une façon aussi continue, aussi exagérée qu'en Vendée, cependant le dimanche, les jours de marché sont jours de fête, jours de réjouissances, et les réjouissances, chez eux, se manifestent toujours par de très abondantes libations suivies des mêmes excès génésiques.

Ainsi l'alcoolisme, l'ivrognerie sans alcoolisme, doivent être rangés parmi les causes qui engendrent les psychopathies chez le paysan et dans sa descendance.

Il y a également cette autre considération, qu'un monde primitif, comme l'est le milieu campagnard, où les idées superstitieuses dirigent tant de cerveaux, où règne le fanatisme religieux, où la croyance en tout ce qui est surnaturel est si profondément enraciné, qu'un tel milieu pourra voir se développer plus aisément les névropathies. L'enfant au coin du feu, dans ces longues veillées d'hiver, entend raconter les histoires les plus fantasques de sor iers, de revenants. Le jour il y pense, la nuit il y rêve. Toutes ces images, toutes ces représentations terrifiantes ne sont-elles pas propres à ébranler le système nerveux, à le surexciter, au point de produire bientôt un état névropathique, qui sera l'hystérie ou la neurasthénie? Et ceci est bien vrai, non seulement pour le paysan Vendéen, mais pour tous les paysans, à quelque coin du sol qu'ils appartiennent. Partout on retrouve chez eux cette même mentalité, ces mêmes habitudes, ces mêmes mœurs. Et ces idées de sorcellerie qu'on imprime dans ces jeunes cerveaux, qui les ébranlent d'une si étrange, d'une si déplorable façon, continuent leur action nocive, l'enfant devenu homme, le cerveau en reste pour toujours imprégné. Un malheur vient-il à fondre sur son bétail, bien vite le paysan en reporte la cause sur des influences étrangères, sur des voisins qu'il accusera d'avoir empoisonné son toit, tari le lait de ses vaches, de lui avoir donné telle maladie qui tue. On juge aisément les ravages produits par de telles conceptions, par toutes ces idées obsédantes de maléfices sur une mentalité déjà d'avance compromise. Les psychonévroses jaillissent aisément dans de tels milieux.

J'ai appelé autrefois l'attention — bien que d'aucuns nient

cette influence — sur les mariages consanguins si fréquents dans le monde des paysans. Je pourrais citer certaines grandes communes rurales où l'on ne trouve que quelques familles. Les raisons de ces mariages consanguins sont multiples. D'abord voyageant peu, restant fixé au sol qui l'a vu naître, bien que depuis quelques années il commencerait lui aussi à émigrer, le paysan ne connaît guère que ceux qu'il approche. Il se mariera avec un voisin, et ce voisin sera le plus souvent son parent. Autre motif : on ne veut pas que quelques lopins de terre contigus, parce que provenant de la même famille, soient séparés, passent à des étrangers et on unit les propriétaires. On vise d'abord l'union du sol, avant de viser l'union des personnes. Plus que partout ailleurs, le mariage est le marché honteux que l'on sait. Et ces mariages consanguins qui n'auraient pas sans doute une grande importance au point de vue de la dégénérescence, lorsque les conjoints sont bien portants, présentent un réel danger, au contraire, quand déjà les pères, les mères sont touchés par la névrose. Les produits sont alors très défectueux, ce sont de petits dégénérés, des candidats futurs aux névroses et aux psychonévroses.

On devra ajouter l'impaludisme, qui, bien que plus rare qu'autrefois, n'en existe pas moins dans certaines régions. Les plus frappés, ce sont toujours les paysans, qui vivront au milieu des marais, qui y travailleront et qui, plus que les autres, respireront les miasmes qui se détachent des terres qu'ils auront remuées. Puis le paysan est sale ; chez lui les soins hygiéniques sont rudimentaires : toutes choses qui aideront aux manifestations de l'impaludisme.

Autre remarque que j'ai faite en étudiant la genèse des accidents hystériques de mes paysans, remarque dont on appréciera tout à l'heure la valeur, puisqu'elle servira à établir la production vraiment anormale de l'hystérie à la campagne ; j'ai constaté que les accidents de l hystérie étaient souvent dus à l'imitation ; cette constatation je l'ai faite surtout chez les paysans. Tel malade a fait de l'hémiplégie hystérique, parce qu'il aura vécu en contact avec un médullaire traînant la jambe, marchant péniblement. Un enfant fera de la paraplégie parce que son petit frère aura fait de la paraplégie post diphtéritique. Un jeune homme deviendra astasique abasique parce que, pris un jour de faiblesse, il s'imagine être frappé de la même maladie qu'une vieille paysanne clouée sur une chaise pour paraplégie spasmodique; un autre fera du tremblement hystérique en voyant constamment, près de lui, trembler un Parkinsonnien ; six jeunes filles, — je prends toujours des exemples que j'ai sous les yeux — feront de la pseudo coxalgie hystérique, après avoir rendu de fréquentes visites à leur petite camarade que j'avais fixée dans un appareil pour une arthrite tuberculeuse de la hanche. Je pourrais multiplier les exemples où nous pourrions voir le paysan, qui a évidemment une hystérie latente, imiter sous forme de manifestations psychiques les syndromes d'une maladie organique ou inorganique dont il aura été l'attentif témoin. Et cet esprit d'imitation particulier à l'hystérie trouvera son application plutôt à la campagne qu'à la ville, où l'on vit isolé des voisins, où l'on s'ignore, où l'on ignore par conséquent les affections de ceux qui vous entourent. Il n'en est plus de même à la campagne où l'on vit dans une sorte de communauté familiale, où tout le monde d'un même bourg ou des bourgs voisins se connaît. Il n'existe pas une maladie grave qui ne soit connue de tous, même dans ses plus petits détails, avec ses multiples manifestations. On va très fréquemment visiter le malade. Le soir, à la veillée, on en parle, c'est le sujet de la conversation. On le plaint, on tremble pour soi que la même affection vous saisisse. Or, chez le prédisposé, chez celui qui a l'hystérie en puissance, sans qu'elle se soit encore manifestée d'une façon tangible, cette crainte exagérée du mal suffit souvent pour créer le mal, mal psychique bien entendu. Entre cette peur d'une affection et la reproduction pour ainsi dire photographique de cette affection, il y a pour l'hystérique un très mince fossé à franchir, qu'il a parfois bien vite fait de franchir, si surtout ce prédisposé est un paysan, à culture intellectuelle rudimentaire, recevant plus vite les impressions du dehors, que ne vient pas chez lui réfréner la raison.

Je ne dirai pas que l'imitation est capable de créer l'hystérie de toutes pièces, mais je crois pouvoir affirmer qu'elle produit assez souvent des accidents hystériques chez les prédisposés à l'hystérie, chez ceux qui auront une hystérie latente. Combien de ces malades auraient pu traverser la vie, sans souffrir de manifestations hystériques, si le milieu ambiant dans lequel ils s'agi ent, n'était venu leur en fournir le modèle.

C'est donc bien là une nouvelle source d'accidents hystériques, et qui sera vraie surtout chez le paysan, pour les raisons que j'ai indiquées plus haut.

Enfin je mentionnerai, afin d'expliquer que les psychonévroses loin de diminuer chez les paysans, sont plutôt en croissance, je mentionnerai que le travailleur des champs n'est plus l'homme heureux d'autrefois, que j'ai signalé, l'homme à qui la terre suffisait pour lui créer les joies matérielles, les seules qui le touchent particulièrement. La lutte pour l'existence, sans être devenue aussi âpre qu'elle l'est à la ville, a pénétré cependant depuis quelques années à la campagne. Il faudra désormais que le paysan peine, souffre, pour donner à lui et à ses enfants le simple bien-être qu'il convoite. Qui ne connaissait que le surmenage physique va apprendre à connaître le surmenage moral, pour lequel il n'était point fait. L'inquiétude du présent, de l'avenir commencera à le saisir.

On comprendra donc sans peine, après toutes ces données, que le paysan fasse de l'hystérie et de la neurasthénie ; de l'hystérie surtout, autant, j'allais dire plus, que le bourgeois, l'industriel, l'ouvrier des villes.

Revue clinique

Nous avons étudié jusqu'ici la fréquence des psychonévroses chez le paysan. Nous ferons maintenant une sorte de revue clinique des principaux cas que le hasard de la clientèle a offert à notre observation. Ces revues d'un simple praticien de campagne ont d'ailleurs leur utilité. Les hôpitaux ne sont pas, en effet, le seul refuge des malades intéressants, et souvent ils gisent sur le grabat d'une ferme, cachée à tous les regards, sauf aux regards du pauvre médecin de campagne qui, la nuit, parfois dans la neige ou sous la pluie, doit savoir les trouver. Et si par paresse ou par négligence, il garde le silence sur ces cas peu communs, peut-être isolés, c'est autant de trésors qu'il dérobe à la science. Il est coupable A quoi sert de découvrir des documents précieux, si ces documents, on s'empresse ensuite de les enfouir, si on ne leur permet pas de voir le jour, si on néglige d'en faire profiter les autres. C'est, disons-le, ce qui se produit le plus fréquemment ; le praticien de campagne travaille, peine, comme le dernier des forçats, il ignore ce qu'est le repos, il est toujours prêt quand le devoir l'appelle : faisant fi des douleurs, de la fatigue, il court, brûle le terrain pour arriver plus vite près de qui le réclame. Mais là s'arrête son énergie. Il lit peu, écrit encore moins. Sa thèse a été son cran d'arrêt. Ce fut son dernier mémoire. Et c'est très fâcheux pour la science médicale qui a besoin du cerveau de tous, pour marcher plus sûrement, plus vite vers les conquêtes futures.

Ajouterais-je que ces sortes de revues offriraient un autre avantage. On pourrait, en compulsant ces divers travaux, arriver à dresser une sorte de « *Géographie médicale* ». Car si dans tel terrain, dans tel coin du territoire, germe plus aisément certaine plante, il est hors de doute que suivant le terrain, le climat, suivant les habitudes, les mœurs, certaines maladies voient augmenter ou diminuer leur fréquence. Ici règne le goitre, là la scrofule, ici l'alcoolisme, la Vendée, nous le verrons, est un véritable foyer d'hystérie, et si elle offre aux historiens tant de pages intéressantes, elle fournira aux neurologistes un champ d'étude absolument remarquable. J'ai vu « très beau » à la Salpêtrière, je n'ai jamais vu « plus beau » qu'en Vendée, au point de vue des névroses, dans ce vieux bocage vendéen, au milieu de ces « chouans » de l'histoire, ou plutôt de leurs descendants. Là j'ai trouvé non seulement « le nombre » mais « la qualité. »

Dernière considération : toutes ces données fournies par l'étude de la psychologie morbide d'une race (dans l'espèce, ce sera ici la race des paysans vendéens), peuvent éclairer, d'une lumière nouvelle, ces grands drames auxquels leurs pères ont été mêlés. En voyant la suggestibilité vraiment étrange de ces paysans, la puissance sur eux de la persuasion, de l'imitation qui crée la contagiosité pathologique, on songe malgré soi à la contagion morale, à cette contagion irrésistible des courants émotifs qui devait pénétrer ces foules, les agiter, les dominer, et les pousser aveuglément, brisant toutes les résistances, vers l'idéal qui les hypnotisait.

J'arrive à l'étude des faits.

Le premier chapitre sera consacré à l'*hystérie*, hystérie virile et hystérie infantile.

Le second chapitre sera réservé à la *neurasthénie*.

Dans le troisième chapitre nous donnerons nos *conclusions*.

CHAPITRE PREMIER

Hystérie chez le Paysan

C'est par l'hystérie que nous commençons, c'est sur l'hystérie que nous nous étendrons davantage, parce qu'elle a pris de beaucoup la place la plus importante dans les névroses que nous étudions, c'est elle qui capta notre attention dès notre arrivée dans le pays. Nous allions, tous les jours, de surprises en surprises, d'autant que nous arrivions de Paris, légèrement imbu de cette idée que cette grosse paysanne, ce rustique paysan vendéen n'était guère susceptible de faire de l'hystérie. Bien vite devaient tomber nos illusions! bien vite nous avons pu juger l'impressionnabilité si vive qui se cachait sous cette écorce rude de travailleurs. Ces fils des chouans étaient des névropathes.

Leur hystérie se présentera-t-elle sous des aspects spéciaux? Nous offrira-t-elle quelques particularités? Un fait frappera aussitôt, en relisant les cas que je vais mentionner. C'est la très grande rareté de la forme convulsive. Je ne puis dire le nombre d'hystériques que j'ai vus, étudiés en douze ans de clientèle de paysans. Est-ce 500? Est-ce 1.000? Je ne sais. Ce chiffre paraîtra exagéré à qui ne connaît pas la Vendée, il ne le sera pas pour ceux qui auront jeté les yeux sur tous les travaux que j'ai fait paraître sur la question. Eh bien! dans ce gros chiffre d'hystériques, je n'ai rencontré, si j'ai bonne mémoire, que quatre fois la forme convulsive. Chez tous les autres, nous le verrons, ce sont des paralysies, des contractures, des chorées rythmées, des astasies abasies, des pseudo-méningites, des pseudo-coxalgies, de l'aphonie, de la cécité, du diabète hystérique, etc., etc., puis des malades avec manifestations plus banales : étouffements, vomissements, anorexie, dyspepsie, névralgies, etc., toutes d'origine hystérique. Mais de crises convulsives, presque jamais. Je parle des adultes.

Une autre particularité, c'est la facilité vraiment surprenante avec laquelle on arrive à supprimer les accidents hystériques. C'était devenu un jeu pour moi, — je n'exagère rien — de supprimer une hémiplégie, un tremblement, une contracture, des vomissements chez ces paysans hystériques. Un simple commandement, sans l'aide du sommeil provoqué, le plus souvent, suffisait. On en verra la preuve dans les faits que j'exposerai, où la persuasion venait effacer, en quelques minutes, ce que souvent l'autosuggestion avait produit.

Mais, dira-t-on ? Chez les hystériques de la ville n'est-ce pas la même chose ? Si je dois m'en rapporter à mon expérience personnelle, je répondrai catégoriquement : non. J'ai pu, en effet, depuis que j'ai abandonné la campagne pour la ville, faire une sorte de contre épreuve. Le médecin est le même, et je ne sache pas qu'il soit déjà amoindri, diminué. Mais le sujet est différent. Ce n'est plus le paysan crédule, confiant — j'entends au point de vue médical — ce n'est plus le paysan si facile à impressionner, à convaincre, qu'une simple pression de la main sur une jambe agitée de mouvements choréïformes, par exemple, suffira à la mettre au repos, et d'une façon durable ; qu'une simple cuillerée d'eau, mais à laquelle il attribuera une vertu magique, pourra supprimer instantanément des vomissements incoercibles ; qu'un simple courant faradique — même lorsque par un défaut de la pile le courant ne se produit pas — donnera en quelques minutes le mouvement à un membre paralysé. Non, c'est un sujet toujours évidemment impressionnable, puisque hystérique, mais à un degré beaucoup moins accusé, un sujet moins confiant, un sujet qui raisonne son cas, qui essaie d'apprécier, de juger la médication qu'on lui institue, d'en mesurer l'importance. Il doute davantage, et on sait que le doute chez l'hystérique empêche le succès de la cure. A l'hystérique, il faut la foi. Au paysan hystérique il est facile de la donner. C'est chez lui que les miracles scientifiques sont aisés; c'est chez lui que j'ai obtenu mes plus beaux, mes plus faciles succès.

Actuellement avec mes malades de la ville, même avec les hystériques hospitalisés chez moi, je n'obtiens pas d'aussi brillants résultats, bien que ces malades se trouvent dans des conditions beaucoup plus favorables, puisqu'isolés de la famille, isolés du milieu qui a vu éclore leur affection. Aussi suis-je en droit d'affirmer que les *accidents hystériques du paysan sont plus facilement, plus rapidement curables.* Je tenais à signaler ce fait que démontrera d'ailleurs mieux que mes paroles l'exposé des différents cas que nous allons présenter.

Pour mettre un peu d'ordre dans mes observations, j'établirai d'abord deux grandes divisions : *Hystérie juvénile et virile, hystérie infantile.* Dans chacune de ces grandes divisions, je me permettrai de sérier les observations suivant les causes déterminantes probables. Ces séries sont évidemment bien artificielles, elles nous aideront simplement à nous reconnaître dans ce dédale de faits plus ou moins disparates. Nous trouvons — j'insiste déjà sur ce point — toujours l'hérédité nerveuse; quant aux causes occasionnelles, quand elles existent, elles varieront et nous en ferons plusieurs séries.

1re Série. — Accidents hystériques d'imitation.

2e Série. — Accidents hystéro-traumatiques. — Traumatisme accidentel ou chirurgical.

3e Série. — Accidents hystériques dus à une maladie infectieuse, à une auto-intoxication.

4e Série. — Accidents hystériques où l'hérédité paraît seule en cause.

Hystérie juvénile et virile
Accidents hystériques d'imitation

J'ai appelé l'attention sur cette étiologie au chapitre de la fréquence des névroses à la campagne. A l'appui de cette thèse qui, certes n'est pas nouvelle, mais que je vais pouvoir mettre en lumière, j'apporte ici un certain nombre de faits dont quelques-uns sont vraiment curieux et probants.

Observation I. — Astasie abasie. — Marche sur les genoux et les coudes depuis quatre années. — Paralysie des mains. — Imitation de la paralysie d'une voisine. — Guérison instantanée complète, durable par psychothérapie.

Il s'agit d'un homme de 35 ans, un cultivateur à hérédité nerveuse très chargée. Eprouvant un jour de la faiblesse dans les jambes, peut-être suite de fatigue, d'excès de travail, il prit peur, se crut gravement atteint. Chaque jour, il vit la faiblesse augmenter, bientôt il ne put plus se tenir debout. C'est alors qu'il choisit le seul mode de locomotion qui restait à sa disposition, il marcha sur les genoux et sur les mains, ou plutôt sur les genoux et les avant-bras, les coudes, car les mains étaient paralysées, complication très rare dans l'astasie abasie qui est ordinairement mono-symptomatique. Après quatre années de cette vie de misères, cet homme qui avait visité tous les médecins de la région, épuisé sans succès les médications les plus variées, était apporté dans mon cabinet, et en sortait *au bout de quelques minutes radicalement guéri*. On l'avait descendu très péniblement de sa charrette, il y remontait seul sans le secours de personne, au grand étonnement du voiturier qui tremblait d'émotion, et de sa femme qui pleurait à chaudes larmes. Le lendemain il travaillait à la terre. Voilà 8 ans que le fait s'est passé, sa santé s'est maintenue, toujours excellente. Il est probable qu'ici la psychothérapie simple n'aurait pu effacer cette astasie abasie ancienne, le malade étant trop convaincu de son incurabilité, montrant un sourire trop incrédule, quand je lui annonçai sa guérison certaine, immédiate, peut-être. J'ai dû avoir alors recours à l'hypnose. Nous avons vu le résultat.

Comment ce paysan avait-il fait son astasie abasie, unie à sa paralysie des mains? La chose est intéressante. C'était, bien entendu, un prédisposé, un névropathe, appartenant à une grande famille de névropathes. Dans la ferme attenante à la sienne, vivait une infirme de 63 ans qui, depuis quelques années, ne pouvait quitter son fauteuil pour une paralysie des deux jambes. C'était une paraplégie, organique, celle-là, car j'ai eu occasion de voir la malade à ma consultation, puisqu'après la guérison si subite de notre homme du Poiré-sur-Vie, arrivaient en foule à mon cabinet, tous les estropiés incurables de la région, véritable cour des miracles. C'eût été grotesque, si ça n'avait été profondément triste. C'est à cette vieille paraplégique que j'ai quelque droit d'attribuer l'affection de mon Vendéen. Je le laisse parler : « Un jour, « me raconte-t-il, j'éprouvai de la faiblesse dans les jambes. « Etait-ce fatigue? Etait-ce autre chose? Je ne sais. Mais « l'idée me vint aussitôt que je pouvais être frappé de la « même maladie que la voisine; l'idée prit corps dans mon « cerveau, j'y pensai constamment, j'eus peur, plus j'étu- « diais mes jambes, plus il me semblait qu'elles allaient « devenir paralysées. Je n'en dormais plus la nuit. Au bout « de 15 jours environ, je ne pouvais plus me tenir debout. « Bientôt il me fut impossible de me relever. C'est alors que « j'ai pris le seul mode de locomotion qui m'était permis, je « marchai sur les genoux et sur les coudes, rampant ainsi « jusque dans la cour, les champs, surveillant les domes- « tiques, les travaux de la ferme; j'étais même plus malheu-

« reux que ma voisine, puisque mes mains devenues para-
« lysées me refusèrent bientôt tout service. On devait m'ali-
« menter. »

Ce cas me semble assez net, au point de vue de l'étiologie. On se représente assez bien notre hystérique observant sa voisine, plein d'effroi à la pensée qu'une aussi terrible maladie pourrait le frapper. Un jour qu'il éprouve de la fatigue, il voit là le prélude, le début d'une paralysie similaire à la vieille femme, il s'autosuggestionne, il copiera l'affection de la voisine, il l'imitera mal évidemment, il ne prendra pour lui que ce qui est tangible, que ce qui a frappé sa vue : l'impuissance à la marche, à la station debout. L'astasie abasie était créée.

Nous avons vu comment en cinq minutes j'ai pu supprimer un accident qui datait de quatre années et qui avait ainsi produit l'imitation et l'autosuggestion. Voilà huit ans que le fait s'est passé. Le malade se porte à merveille. Il n'avait jamais rien présenté d'anormal avant cet accident, il n'a jamais rien présenté depuis.

Observation II. — Epidémie de pseudo-coxalgie hystérique (6 cas). — Imitation de la coxalgie d'une camarade que j'avais fixée dans un appareil.

Elle n'est point banale cette épidémie d'un nouveau genre. J'avais placé dans une gouttière une jeune fille de Saint-Fulgent atteinte de coxalgie à droite. Quelques jours après, je voyais arriver à ma consultation une jeune paysanne boitant, souffrant de la hanche. « J'ai peur, dit elle, d'être « atteinte de la même maladie que ma camarade et d'être « fixée à mon tour dans un appareil ». Ce n'est pas tout : une deuxième, une troisième, six jeunes filles du même village, ou des villages voisins, se présentèrent en l'espace de un mois à deux mois à mon cabinet, toutes boitant et souffrant de la hanche. Tant de coxalgies chez des jeunes filles qui ont peur d'être atteintes de la même affection que leur amie, et d'être, comme elle, fixées dans une gouttière ne pouvaient guère être que des pseudo-coxalgies hystériques. C'était exact, et la psychothérapie supprima très vite ce que la peur et l'*imitation* avait créé.

Il est ici hors de doute que c'est bien l'imitation qui a amené les accidents chez toutes ces prédisposées. Ces jeunes paysannes allant rendre de quotidiennes visites à leur petite amie ont eu peur d'être frappées d'une égale façon et elles ont aussitôt pris, pour elles, les manifestations apparentes, tangibles de la coxalgie, douleurs, claudication. Ce sont bien là des accidents hystériques d'*imitation*.

Observation III. — Vomissements incoercibles de la grossesse d'origine hystérique. — Guérison instantanée par simulacre d'avortement. — Imitation des vomissements incoercibles de la grossesse d'une amie que la malade visitait tous les jours.

C'est une jeune femme de 26 ans qui, au second mois de sa grossesse, fut prise de vomissements incoercibles. Tout liquide absorbé était aussitôt rejeté. Bientôt l'état de faiblesse devint extrême ; facies émacié, amaigrissement considérable de tout le corps, pouls filiforme presque incomptable, cachexie. En présence du danger qui semblait imminent, nous décidons, deux de mes confrères et moi, de faire l'avortement. Nous choisissons le seul procédé dont nous disposions : la sonde à demeure préalablement aseptisée. Au bout de trois jours, aucune modification ne se produit : ni coliques, ni écoulement sanguin. La malade allait mourir. L'idée heureuse me vint — me rappelant que cette malade était une grande nerveuse, fille de nerveux — d'employer la psychothérapie, sans grand espoir, je dois l'avouer, car j'étais pénétré des idées du professeur Pinard que les vomissements incoercibles de la grossesse étaient toujours dus à des toxines, à une auto-intoxication. Voici le mode original de psychothérapie auquel j'ai eu recours. Après avoir arraché la sonde, je déclarai avec le plus grand sérieux que l'avortement était terminé ; et, pour bien convaincre ma malade, je lui montrai les mucosités épaisses qui tapissaient les parois de la sonde, en lui affirmant que c'était là de minces débris de l'embryon. Eh bien, le résultat fut parfait. Cette femme, persuadée qu'elle n'était plus enceinte, et, sachant que la grossesse était la cause unique de ses vomissements, pensa qu'elle n'avait plus le droit de vomir, et elle n'a plus vomi. Aussitôt elle prenait un grand bol de lait, qu'elle gardait, puis un deuxième. Le lendemain, et les jours suivants, elle prit une nourriture abondante. Quinze jours après elle se levait. Six mois et demi après elle accouchait d'un bel enfant bien consltué.

Cette observation est intéressante, car elle nous indique d'une façon nette, précise que les vomissements incoercibles de la grossesse ne sont pas toujours dus à des toxines, puisque la psychothérapie, chez notre malade, en a eu subitement raison. Les vomissements étaient donc de nature hystérique et rien qu'hystérique. Disons donc que l'intoxication est la cause ordinaire, mais non la cause nécessaire. Cette observation le prouve.

Il y a également la genèse de cet accident qui mérite de nous arrêter un instant. Dans le petit bourg des Essarts, une femme, une amie de notre malade, enceinte de trois mois, avait depuis quatre semaines des vomissements incoercibles que toutes les médications avaient été impuissantes à supprimer. L'état était si grave que je proposai l'avortement qui fut d'ailleurs refusé. Et la malade mourut. Son amie qui lui rendait de quotidiennes visites fut prise des mêmes vomissements de la grossesse. N'est-on pas autorisé à penser que notre jeune femme a imité les vomissements de son amie, vomissements qu'elle devait redouter, puisqu'elle était enceinte comme elle : vomissements incoercibles hystériques de la grossesse dus à l'imitation.

Observation IV. — Vomissements incoercibles de la grossesse d'origine hystérique. — Imitation des vomissements incoercibles de la sœur. — Hérédité nerveuse.

Paysanne de 22 ans, est prise au second mois de sa grossesse de vomissements incoercibles, assez graves pour que les parents inquiets me fassent appeler. C'était une hystérique que j'avais soignée autrefois pour des accidents dus à la névrose : hémiplégie à droite, hémiplégie sans hémianesthésie, et c'est un peu l'absence du signe de Babinski qui m'a empêché de faire une erreur de diagnostic, car, en raison d'une otite purulente chronique, de l'hérédité tuberculeuse, d'une anémie très prononcée et de l'absence de troubles sensitifs, j'avais des raisons de penser à une hémiplégie organique. Tubercule cérébral par exemple. Il n'en était rien. Le résultat rapide, presque immédiat, du traitement psychique vint justifier mon diagnostic d'hystérie.

Avec de pareils antécédents, et malgré la grossesse, j'avais quelques raisons de penser que la névrose pouvait jouer un rôle important dans la genèse de ces vomissements. J'avais d'autant plus raison de le croire, que dans la même maison, sa belle-sœur, enceinte en même temps et avant elle, faisait depuis quelque temps des vomissements ; et que, me rappelant le cas décrit plus haut, je pouvais penser à une imitation des vomissements de la belle-sœur.

Comme traitement je lui prescrivis du Bleu de méthylène, en lui tenant le petit discours d'usage. Le résultat ne fut pas heureux. Je ne tardai pas à avoir l'explication de mon insuccès. La belle-sœur qui avait assisté à la consultation voulut, elle aussi, profiter du traitement qui, bien entendu, n'amena aucun résultat. Or, l'insuccès chez cette malade devait entraîner, par répercussion, l'insuccès chez notre hystérique, en lui enlevant la foi, la confiance, dans un remède resté sans effet chez la belle-sœur. — Il m'a fallu alors recourir à l'hypnose, qui supprima aussitôt des vomissements, qui étaient, dès lors, manifestement de nature hystérique. — Ces vomissements ont pu fort bien n'être que des vomissements d'imitation.

Cette observation, jointe à la précédente, ne fait qu'appuyer le principe déjà formulé plus haut : qu'il n'existe pas une cause unique — les toxines — pouvant produire les vomissements incoercibles de la grossesse, mais des causes multiples. L'hystérie peut être une de ces causes. Donc, on devra, en présence d'accidents gravidiques étudier la malade, ses antécédents, son hérédité, voir si elle présente quelques stigmates d'hystérie.

Même l'absence de stigmates n'exclura pas nécessairement la nature nerveuse des vomissements, ils pourront être monosymptomatiques. On a pu le voir chez ma première malade, à hérédité nerveuse, mais sans antécédents personnels, sans stigmates hystériques.

Le seul traitement vraiment efficace, dans ce cas, sera, bien entendu, la psychothérapie.

Enfin, dernière remarque : ces vomissements pourront parfois être le produit de l'imitation. Cette étiologie dans les deux cas que je viens de relater peut être admise : nous avons indiqué pourquoi.

Observation V. — Hystérie avec crises convulsives. — Avaleuse d'épingles au moment des crises. — Respiration de Cheyne Stokes pendant trois jours. — Imitation de la respiration de Cheyne Stokes décrite et reproduite la veille devant elle.

Cette jeune fille de 24 ans est une grande hystérique, à crises convulsives extrêmement graves, offrant ceci de particulier, qu'aussitôt la chûte à terre, la perte de connaissance, avant qu'on ait eu le temps d'accourir, de se précipiter vers elle, elle arrachait ses épingles à cheveux, ou ses épingles dissimulées dans son corsage, et les avalait — d'où parfois certains accidents sérieux. — Un jour, dans une crise de sommeil hystérique, cette jeune fille présenta une respiration de Cheyne Stokes très nette. Les pauses étaient extrêmement longues, j'en ai noté plusieurs de 60 à 80 secondes. La moyenne de durée des pauses était de 50 secondes. Les phases dyspnéiques variaient entre 35 et 40 secondes. Ce mode de respiration se produisit pendant trois jours consécutifs : trois heures le premier jour, une heure le second, trois heures et demie le troisième jour. Après plus rien !

Le phénomène n'a pas reparu.

Comment cette malade a-t-elle fait son Cheyne Stokes hystérique ? phénomène très rare, je crois, dans la névrose. Pour mon compte, je ne l'avais jamais rencontré.

La veille au dîner (cette jeune paysanne avait été amenée en traitement chez moi) le hasard de la conversation m'amena à parler d'un certain malade, un Parkinsonnien cardiaque avec crises d'angine de poitrine, qui, pendant les six derniers mois de sa vie, avait présenté la respiration de Cheyne Stokes. Ce fait, si curieux par la durée du phénomène, je l'avais relaté dans le *Progrès Médical*. Or, pour mieux me faire comprendre de mes pensionnaires, j'essayais d'imiter devant eux ce mode respiratoire. Je ne songeais certes pas aux conséquences que ce récit pouvait avoir.

Quinze heures, environ, après cette conversation, ma jeune malade, mon hystérique tombe en crises de sommeil, et fait le Cheyne Stokes que j'avais trop bien décrit. Elle avait imité le phénomène.

Ici le doute n'est pas possible sur l'origine de l'accident. Cette malade a bien *imité* le Cheyne Stokes de mon Vendéen. La coïncidence serait vraiment par trop étrange. On doit plutôt y voir une relation de cause à effet.

Observation VI. — Tremblement hystérique des jambes et de la tête. — Guérison instantanée, complète et durable par une simple application forte des mains sur les jambes et la tête.

Homme de 55 ans, cultivateur, arrive à mon cabinet, très affaibli, marchant péniblement en s'appuyant sur un bâton. J'ai cru d'abord que mon malade avait de la parésie, et je commençais mon examen par l'examen de ses reflexes rotuliens, quand la percussion du tendon provoqua aussitôt un tremblement des deux jambes, tremblement qui se communiqua à la tête.

« Est-ce que vous tremblez ainsi habituellement, lui-dis-je étonné » ? C'était précisément pour ce tremblement qu'il venait me consulter. Ce tremblement durait parfois 24 heures, et les accès se reproduisaient très fréquemment. Je remarquai combien les mouvements étaient rythmés et je pensai à l'hystérie, d'autant qu'il portait une hérédité chargée.

Très fortement j'appliquai les deux mains sur les jambes, puis à la nuque, et, avec un commandement très impératif, je lui déclarai que le calme venait, que l'agitation cessait, qu'il ne tremblerait plus jamais. L'agitation tomba aussitôt. Quinze jours après je recevais une lettre du malade où il m'exprimait sa reconnaissance. Il n'avait jamais eu un seul accès.

Je dois faire remarquer la facilité vraiment prodigieuse avec laquelle, par un simple commandement, une simple pression, j'ai supprimé un accident qui datait de six mois, accident que rien n'avait pu enrayer, nombreuses visites de médecins, médicaments les plus variés. Il est difficile de s'imaginer pareille suggestibilité.

Le hasard a voulu que, tout à l'heure, au moment où j'avais commencé à tracer cette observation, une paysanne des environs se présentait à mon cabinet pour un phénomène absolument analogue. Tremblement rythmé survenant par accès et intéressant, chez elle, les bras et la tête. Le phénomène a débuté il y a un an et demi. Un accès se produit devant moi, alors que je la priais de m'indiquer son genre de tremblement. La pression à la nuque, la pression sur les bras, avec le commandement très impératif, arrête immédiatement l'accès. Mais à l'inverse de mon autre malade, le tremblement a reparu. Je lui continue actuellement mes soins et ne puis dire le résultat.

Quant au premier malade, la guérison a eu lieu il y a deux ans, et il n'y a pas eu de rechûte. Je dois faire remarquer à son sujet qu'un Parkinsonnien habitait la ferme contiguë à la sienne, notre paysan n'a pas oublié, en me racontant son histoire, de me signaler ce fait, il y attachait une certaine importance, il se croyait atteint de la même affection : « Je tremble, comme mon voisin, avec cette seule différence que lui, tremble toujours. » On ne peut évidemment affirmer que son tremblement rhythmé soit un produit de l'imitation. Toutefois il est permis d'y songer.

Observation VII. — Pseudo appendicite hystérique opérée.

J'ai dit souvent que l'hystérique savait tout copier, même l'appendicite, depuis que cette affection est si connue. On trouve beaucoup d'appendicites aujourd'hui, j'estime qu'on en trouve trop, pour qu'elles soient toutes réelles. Dans ce nombre, il doit exister parfois de fausses appendicites, des appendicites hystériques, imitant à s'y méprendre l'appendicite vraie, j'en ai trouvé quelques cas, je citerai le plus intéressant, à cause des conséquences qu'a entraînées mon erreur de diagnostic.

Un jour je suis appelé près d'une femme du bourg de St A., une paysanne, prise de douleurs aiguës dans la région abdominale, avec prédominance dans la région iliaque droite. Vomissements continuels. Suppression des selles. Pouls très rapide. Facies anxieux. La température ne fut pas prise le soir même, mon diagnostic fut : appendicite, avec les réserves que commande un premier examen. Le lendemain, pas de changement. Ce sont les mêmes symptômes. Température 39°. Un chirurgien, appelé, confirme mon diagnostic, et on opère. Que trouve-t-on? Rien. L'appendicite réséqué fut examiné avec soin. Aucune altération sous le champ du microscope au laboratoire où l'appendice fut porté. Que conclure? Que nous nous étions trompés tous les deux.

Ma malade était une grande nerveuse, j'ai su, après coup, qu'elle avait présenté des crises dans sa jeunesse, à 20 ans. L'examen du champ visuel pratiqué quelques temps après l'opération, m'a donné un rétrécissement concentrique du champ visuel très net, à droite surtout. C'était donc bien une hystérique qui avait été opérée. Doit-on mettre sur le compte de la névrose tout le cortège des accidents présentés? J'avoue que c'est à ce dernier diagnostic que je me suis arrêté, malgré l'élévation de la température. J'aurai, du reste, l'occasion dans le cours de ce travail, d'apporter un joli cas de fièvre très nettement hystérique.

On aurait donc opéré une pseudo-appendicite hystérique. Je plaiderai cependant pour le chirurgien et pour moi les circonstances atténuantes. Les symptômes de l'appendicite étaient si fidèlement reproduits, que notre erreur était excusable.

Je mentionnerai en terminant, à titre d'indication, le langage tenu par notre malade à la première visite : « Je crois que je suis frappée, dit-elle, de la même maladie que la mère B**, qu'il faudra peut-être m'opérer comme elle ». Elle faisait allusion à une opération d'appendicite pratiquée un mois auparavant dans une ferme peu éloignée, opération qui avait fait beaucoup de bruit dans la région. On peut très bien admettre qu'une hystérique, éprouvant une douleur vague, une vulgaire colique, parte de ce simple syndrome pour le grossir, grossir la douleur, l'aggraver, et, si cette hystérique est impressionnable, pour imaginer que c'est le prélude d'une affection sérieuse, d'une appendicite par exemple, si elle connaît les symptômes de l'appendicite. Elle sera capable de les faire apparaître, et nous verrons alors se dessiner les vomissements, la constipation voire même la fièvre.

J'ai tenu à rappeler cette circonstance dans le cas de notre malade, je n'avais pas le droit, je crois, de la négliger.

Réflexions

Ainsi voilà six cas où j'ai pu établir avec des probabilités pour les uns, une certitude presque absolue pour les autres, que c'était l'imitation qui avait provoqué l'accident hystérique. Je ne dirai pas cependant qu'il ne peut chez ces malades exister une autre étiologie que celle indiquée ; je puis me tromper. En fait d'étiologie, le médecin fera toujours des réserves, s'il est prudent. Là, l'absolu n'existe pas.

Cependant si l'on examine le début de tous les accidents mentionnés, si on prend garde au récit fait par les malades eux-mêmes, à leurs appréhensions, à leurs craintes, au sujet de tel mal dont est frappé le voisin, et, si l'on assiste à la reproduction pour ainsi dire photographique chez ces malades, des mêmes phénomènes pathologiques qu'ils ont vus et redoutés, on est bien en droit, j'imagine, d'y voir plus qu'une coïncidence, mais une relation de cause à effet. Aussi ai-je cru pouvoir classer ces différents cas dans une série à part : *accidents hystériques d'imitation.*

Accidents hystériques dus à un traumatisme accidentel ou chirurgical.

On connaît l'influence des traumatismes sur les psychoses, les psychonévroses. Cette question des psychoses post-opératoires a été soulevée par le chirurgien des Hôpitaux Picquet, à la société de médecine, et à la société médico-psychologique. Elle a également fait l'objet d'un rapport lu et discuté au congrès des aliénistes à Angers 1898 (rapport Raynaud d'Orléans). J'avais à ce congrès apporté ma part de faits à la discussion. Or, ce que l'on a dit, au sujet des psychoses post-opératoires peut s'appliquer à l'hystérie. L'histoire de l'hystérie post traumatique a été trop bien étudiée, trop bien mise en lumière par Charcot pour que j'y insiste longuement. On sait maintenant, malgré la vive résistance opposée longtemps par l'École allemande à l'École de la Salpêtrière, qu'il n'existe pas une hystérie spéciale post traumatique. L'hystérie est une.

D'ailleurs si l'on parcourt les nombreuses observations publiées, il est impossible de dégager un type à part, nettement reconnaissable, dont les caractères seraient toujours semblables, avec une évolution constante. Pour créer une entité morbide, il faudrait que les faits groupés présentassent une symptomatologie identique ou tout au moins fort voisine. Il n'en est rien, on peut trouver après un traumatisme toutes les manifestations de l'hystérie .Je n'insiste pas. La question a été élucidée.

Disons que l'intensité du traumatisme n'a aucune influence, que le plus léger choc peut parfois déterminer le plus gros accident de la névrose.

D'ailleurs l'influence du choc physique est fort peu de choses, en tant que choc. C'est l'idée, qui s'y attache, qui est tout : c'est l'idée qui prépare les troubles, et les fixe le plus souvent au siège du trauma mais non nécessairement toutefois, ainsi que nous pourrons le voir dans nos observations.

Il est bien entendu que le choc ne joue que le rôle de cause occasionnelle, il faut une prédisposition héréditaire ou acquise. Le traumatisme n'est que le facteur qui fait déborder le vase ou, comme on l'a dit, je crois, qui fait rouler une boule placée en équilibre instable sur un terrain en pente et à laquelle le moindre choc suffirait pour lui faire quitter sa place. Il faut, en un mot, que le malade soit en puissance d'hystérie latente, et le choc sera le bélier qui enfoncera la porte par où s'échappera l'hystérie, qui dès lors apparaîtra au grand jour avec ses manifestations variées.

Le début des troubles post traumatiques est des plus variables. Charcot et ses élèves s'accordaient à penser qu'ils ne se produisaient guère en général que quelques jours après l'accident. Il y aurait ainsi comme une période prodromique pendant laquelle le malade médite, consciemment ou inconsciemment, le trauma, les conséquences qui en peuvent résulter, et arrive finalement à les faire naître. J'ai trouvé, chez mes paysans, que le stade entre le choc et le produit psychique de ce choc était ordinairement de très courte durée. Il est vrai que chez eux la suggestion familiale ou de l'entourage, la suggestion directe, vient aider l'auto-suggestion le plus souvent.

Quand à la terminaison des accidents post traumatiques,

elle est identique aux accidents d'une autre origine. C'est, avec une psychothérapie bien faite, la guérison assurée.

Je classerai mes observations d'hystérie post traumatique, d'après le genre du traumatisme :

1° Traumatisme chirurgical ;

2° Traumatisme accidentel ;

3° Traumatisme interne. Ce traumatisme défini ainsi par Potain et bien étudié dans la thèse de Bychoffskï.

Hystéro-traumatisme opératoire

Observation VIII. — Salpingite opérée. — Parésie des jambes consécutive à l'opération avec douleurs abdominales. - Durée 6 ans. — Guérison rapide par psychothérapie.

R*** 28 ans, mariée, sans enfants, a fait une fausse couche. Puis, une salpingite se déclarant, on l'opérait. L'opération a réussi, mais les suites ont été mauvaises, en ce sens que les douleurs abdominales ont persisté aussi violentes qu'avant l'opération. Aussi notre malade réclamait-elle une nouvelle intervention, pensant que le chirurgien avait fait une opération incomplète. De plus les jambes refusèrent bientôt tout service, et c'est au lit, ou sur une chaise longue, qu'elle vécut pendant six ans. Quand je vis cette malade, elle avait presque épuisé toutes les médications, elle avait même essayé, sans succès, l'isolement : j'ai dû alors recourir à l'hypnose, la psychothérapie simple n'ayant pas donné de résultats. Aussitôt les douleurs cessèrent, la force musculaire revint et notre malade put au bout de huit jours faire de bonnes promenades et vaquer aux petites occupations du ménage. Elle était, et est restée guérie.

Voilà bien un cas d'hystéro-traumatisme opératoire très net. Cette jeune femme, nerveuse de par son hérédité, n'avait jamais présenté aucun accident névropathique avant l'opération. C'est donc bien le choc chirurgical qui a réveillé une hystérie qui sommeillait, qui a donné les douleurs et la parésie hystérique.

En dehors du choc direct, il y a eu, chez cette femme, l'opération mentale qui s'est faite après le départ du chirurgien, et qu'elle m'a elle-même indiquée. « Je souffre encore, donc l'opération n'a pas réussi ». On a fait tous ses efforts pour lui démontrer que c'était la douleur de la plaie opératoire, rien n'y fit, il fallait une nouvelle intervention. Je suis intimement persuadé que ce même raisonnement, bien des hystériques opérés le tiennent, et que cette idée obsédante vient aider, d'une façon malheureuse, l'influence psychique du trauma.

A propos de cette malade, un problème très délicat s'est posé pour moi, je l'expose. Le médecin traitant, dans la lettre qu'il me faisait remettre, me déclarait qu'il ne voyait plus que l'hypnose pour guérir cette femme, d un autre côté, le mari s'y opposait formellement par préjugé religieux. Que devais-je faire ? A ma première consultation, je ne fis donc que de la psychothérapie, avec de l'électricité statique. A la seconde consultation, la femme réclama, de moi, avec d'abondantes larmes, que je fasse l'hypnose qu'on lui avait conseillée, et qui pouvait seule la guérir. J'ai cédé aux prières de la malade, qui plus encore que le mari était particulièrement intéressée. On a vu quel en fut le brillant résultat.

Observation IX. — Tumeur de l'œil, opérée. — Consécutivement contracture spasmodique des mâchoires d'origine hystérique. — Langue immobile sur le plancher de la bouche. — Guérison instantanée par simple commandement.

Femme de 74 ans, d'une ferme de Chauché, avait été opérée d'une tumeur de l'œil par le Dr Guibert de la Roche-sur-Yon. Trois semaines après environ, je fus appelé près d'elle pour des phénomènes nerveux bizarres, qu'elle présentait du côté de la face, de la bouche. Voici ce que je constatai : une contracture permanente des mâchoires, laissant à peine le passage d'une cuillère, et l'impossibilité d'articuler les mots. La malade faisait simplement entendre des sons, mais sons non articulés, elle parlait, comme on parlerait en fermant la bouche et en maintenant la langue immobile sur le plancher buccal. En raison des antécédents familiaux — beaucoup d'hystériques dans sa famille — en raison de l'absence de fièvre, de la durée de la contracture, sans généralisation — ce qui éliminait l'idée de tétanos, — je pensai à l'hystéro-traumatisme, j'avais raison. J'introduisis avec peine le manche d'une cuillère, et lui ordonnai impérativement d'ouvrir la bouche — ce qu'elle fit — je pris avec une pince la langue que j'attirai avec une certaine difficulté, au dehors, je lui commandai de causer, qu'elle le pouvait. Elle m'obéit, la malade était guérie. Ce cas est assez intéressant à cause de la forme de l'accident ;sa nature, sa genèse et le procédé si simple de guérison. Notons que cette femme avait 74 ans, et que jusque-là elle n'avait jamais rien présenté d'anormal, jamais aucun accident hystérique. Il a fallu ce traumatisme, ce choc chirurgical pour faire éclater la névrose.

Observation X. — Paraplégie hystérique avec anesthésie consécutive à une application de forceps. — Guérison rapide par psychothérapie avec courants induits.

Paysanne de 35 ans, qui aussitôt la naissance de son quatrième enfant, aussitôt après l'application de forceps a senti, dit-elle, ses os « craquer » et s'est vue dans l'impossibilité de mouvoir ses jambes. Cette femme fut électrisée pendant un mois, sans résultat, par son médecin habituel. On l'amena dans mon cabinet. Je constatai la paraplégie hystérique avec anesthésie, en manchon, jusqu'au genou. Qu'ai-je fait? De la persuasion avec l'électricité, bien entendu avec un autre appareil que celui du confrère, appareil qui, en lui-même, ne valait pas mieux, mais qui avait du moins la bonne fortune de n'être pas « usé » aux yeux de cette malade. Après la première séance, amélioration, la malade fait déjà quelques pas, quoique très péniblement. Après la seconde séance, la guérison était complète. Notre malade put marcher sans béquilles.

On ne mettra pas sur le compte de l'électricité le résultat obtenu. J'ai d'ailleurs cette opinion bien arrêtée, parce qu'elle s'appuie sur un grand nombre de faits personnels, que c'est moins par le courant électrique que les paralysies hystériques guérissent, que par la suggestion faite avec l'appareil. Je n'irai pas, évidemment, jusqu'à nier tout effet, jusqu'à dire que l'électricité n'a jamais rien produit, en tant qu'électricité, dans les paralysies hystériques, mais je prétends que c'est la psychothérapie bien plus souvent qui agit dans la circonstance.

Observation XI. — Cancer du nez opéré. — Accidents psychiques consécutifs à l'opération. — Dyspnée hystérique.

Ce malade, 65 ans, cultivateur, avait été opéré d'un épithélioma du nez, par le Dr Boiffin. Quinze jours après l'opération, alors que tout allait bien il est pris d'étouffements. Il a une boule qui l'écrase à l'estomac, un cercle qui l'étrangle. Il crie que l'air ne peut plus rentrer dans la poitrine, qu'il va mourir. Je l'examine ; c'est de la dyspnée hystéro-traumatique. Et cet homme n'avait jamais souffert de ses nerfs auparavant, quoique d'un caractère impressionnable à l'excès ; son hérédité nerveuse était assez chargée. J'ai eu beaucoup de difficultés pour lui enlever cette dyspnée hystérique. Elle n'a réellement cessé qu'au moment où, la récidive de son cancer se produisant, notre malade s'occupa plus de son nez, que de son estomac et de sa poitrine.

Ainsi chez ces quatre opérés, nous trouvons une hérédité chargée, une prédisposition, par conséquent, à l'hystérie.

Chez ces quatre malades il n'y avait jamais eu de manifestations nerveuses à aucune époque de leur existence. Il a fallu l'opération pour les faire naître. On est donc bien en droit de voir une relation causale entre l'opération et les accidents de l'hystérie.

Hystéro-traumatisme accidentel

Observation XII. — Traumatisme accidentel léger. — Pieds pris dans une ornière et arrachés difficilement. — Anesthésie consécutive des deux pieds. — La malade perd toujours ses sabots, sans s'apercevoir.

Paysanne de 63 ans, à hérédité nerveuse, extrêmement chargée : des frères, des sœurs, des enfants, des petits-enfants sont entachés d'hystérie. Plusieurs sont étudiés dans ce mémoire.

Un jour qu'elle va garder les vaches, elle a les pieds pris dans une ornière. C'est avec une certaine difficulté, qu'elle parvient à arracher de ce trou boueux ses pieds, qui restaient pris entre de grosses pierres semées dans ce trou. Le lendemain, ou le soir même, je ne sais, sa fille se promenant avec elle lui fait remarquer qu'elle perd ses sabots. La mère ne s'en apercevait pas. Et plusieurs fois ce même fait s'est reproduit. A ma consultation, je constate une anesthésie complète, totale des deux pieds, avec une limite en gigot au niveau de la partie inférieure du mollet. Avec la plus grande facilité, en faisant jaillir sur sa jambe de longues étincelles électriques qu'elle ne sentait pas tout d'abord, j'arrive à lui donner cette sensibilité qu'elle avait perdue, sensibilité à l'électricité, sensibilité au tact. Elle était guérie. Elle n'a plus jamais perdu ses sabots.

Donc anesthésie hystéro-traumatique, sans paralysie, guérie en une seule séance par la psychothérapie aidée de l'électricité statique.

Observation XIII. — Diabète hydrurique hystéro-traumatique. — Chute violente à terre, le malade ayant été terrassé par ses bœufs.

Ce cultivateur, 55 ans, appartient à une famille de névropathes, la sœur dégénérée hystérique, la nièce a fait et fait toujours depuis 7 ou 8 ans de l'aphonie hystérique, dont je n'ai pu la débarrasser. Il est vrai qu'elle n'a pas voulu se soumettre à l'hypnose qui aurait peut-être pu la guérir, toutes les autres médications ayant échoué. C'est une des seules malades à qui je n'ai pu, en douze ans, supprimer un accident hystérique. Je reviens à l'oncle, à notre malade. Occupé un jour à lier ses bœufs, il est terrassé par eux, et tombe lourdement à terre sur un sol rocailleux. Pas de blessures néanmoins, mais quelques minutes après notre homme se met à uriner abondamment et vingt fois, dans cette même journée, dit-il, j'urinai. Les jours suivants, cette polyurie continua et la polydipsie survint parallèlement. C'est pour cette soif ardente, pour cette urine fréquente et abondante qu'il était venu me consulter. L'examen des urines auquel je procédai sur-le-champ ne m'ayant révélé aucune trace de sucre, je portai le diagnotic de polyurie et polydipsie nerveuses. J'en fis un diabète hydrurique hystérique. L'examen plus sérieux fait par le pharmacien, confirma mes premières recherches.

J'ai pu aisément, par persuasion, avec le Bleu de méthylène débarrasser, en quelques jours, mon malade de son diabète hystérique.

Il est vrai qu'il y a eu rechute, et voici ce qui la provoqua. Le feu prit à la ferme; l'émotion fut si vive que les mêmes accidents se reproduisirent, avec la même intensité, 15 litres de boisson par jour et 9 à 10 litres d'urine. Le même traitement psychique amena les mêmes résultats. Depuis cette époque, le malade se porte bien.

Observation XIV. — Aphonie subite consécutive à une chute d'un premier étage. — Paralysie d'une jambe.

Cultivateur, 38 ans, occupé à monter du bois dans son grenier, glisse, tombe de l'échelle de la hauteur d'un premier étage. Il ne se fait aucune plaie, aucune fracture. Une simple écorchure au cuir chevelu, et c'est tout. Il ne perd pas connaissance ; mais il se trouve aussitôt dans l'impossibilité d'articuler un son. Il était aphone. De plus, il boitait légèrement. Le lendemain l'aphonie persiste, et ce n'était plus une simple boiterie, mais une hémiplégie véritable à droite : Ajouterais-je, pour expliquer cette paralysie, que j'ai reconnue être une paralysie hystérique, que le malade et la famille pensant à l'existence d'une fracture de la jambe s'imaginèrent aussitôt que les doigts de pied ne devaient plus pouvoir remuer. Non seulement les doigts de pied ne bougeaient plus, mais la jambe toute entière était sans mouvement. Mon diagnostic fut aphonie et paralysie hystéro-traumatique.

Absent, je ne pus venir que le lendemain de l'accident, j'appliquai des sangsues aux apophyses en déclarant au malade qu'il retrouverait ainsi la voix. Aussitôt après la chute des sangsues, il parla d'abord à mi-voix, puis bientôt à haute voix et sans bégaiement. J'avais, par mégarde, oublié la jambe dans ma « persuasion ». J'appliquai alors des sangsues aux fesses. Le malade se mit à marcher après la chute de ces nouvelles sangsues.

C'est un joli cas d'aphonie et de paralysie hystéro-traumatique à droite, copiant assez bien la paralysie qui aurait été provoquée par une fracture du crâne à gauche.

Accidents hystériques dus à un traumatisme interne

Observation XV. — Coma apoplectique hystérique consécutif à une pneumonie. — Guérison instantanée par psychothérapie.

Je ne savais trop ou placer cette observation. Devais-je mêler ce cas à ceux que nous trouverons tout à l'heure, où l'infection et l'intoxication ont joué le rôle de cause occasionnelle, ou, devais-je, considérant la pneumonie comme ayant été un trauma interne, au même titre que les coliques hépatiques, (Observations de Potain) sans tenir compte de l'infection due au pneumocoque, ranger ce cas dans une catégorie à part. Au fond il importe peu. Voici l'histoire de la malade.

Femme de 28 ans, à hérédité nerveuse assez peu accusée, antécédents personnels nuls, n'a jamais présenté aucune manifestation hystérique. Sous des dehors très calmes, il existe cependant, chez elle, une certaine impressionnabilité.

Elle est prise d'une pneumonie grave. Au bout de 9 jours, tout danger avait disparu, la convalescence commençait. L'appétit était déjà revenu, et la malade demandait à se lever. Rien ne faisait présager la complication qui devait surgir subitement.

En effet, sans qu'on puisse démêler la raison, sans qu'il y ait eu d'émotion d'aucune sorte, alors qu'elle causait gaiement à sa mère, elle s'écria : « Que vont devenir mes enfants? Qui aura soin d'eux? Je vais mourir. » — Puis, aussitôt elle tombe dans le coma; plus de parole, insensibilité complète, on la pince, on la pique. Rien. Pas de réaction. Quelques mouvements convulsifs de la face apparaissent de temps en temps, donnant à la physionomie un aspect étrange. Puis le masque devient immobile, c'est l'aspect de la mort

Plusieurs diagnostics avaient été posés par divers confrères. Ces diagnostics étaient peu faits pour rassurer l'entourage. On prononçait le mot d'hémorrhagie cérébrale, d'embolie. Comme très proche parent, je fus prévenu, par dépêche, de la gravité de la situation. A la maison je trouve la malade dans l'état que je viens de décrire : la famille en pleurs, à genoux, les cierges allumés. On récitait les prières des agonisants, les quatre médecins qui étaient venus visiter la malade ayant déclaré que tout espoir était perdu.

Pourquoi en pénétrant dans la chambre de cette pseudo-moribonde, pourquoi en face de ce spectacle si impressionnant que je viens d'exposer, ai-je dit aux assistants de se lever bien vite, de sécher leurs larmes, que la situation n'était pas grave, que ça semblait être du coma hystérique? Il me serait difficile de l'indiquer d'une façon précise. C'était là une impression. L'absence de respiration stertoreuse, l'absence de déviation de la face, ce masque complètement immobile, un je ne sais quoi enfin, me fit penser que cet état était dû à des troubles purement dynamiques et non organiques. J'avais raison. Je réveillai instantanément cette malade, je la fis sortir très vite de son coma, après avoir eu soin préalablement d'éteindre les cierges. Le drame avait pris fin. Il avait duré 28 heures. On avait, la nuit précédente, cru la femme morte, et cherché ses habits pour procéder à sa dernière toilette.

A quoi attribuer cet accident hystérique? A l'influence de l'infection due au pneumocoque? ou à cette sorte de traumatisme interne dont parle Potain? Peut-être aux deux causes réunies. Notons en terminant qu'il n'existe aucun stigmate d'hystérie, que c'est donc un accident monosymptomatique.

Accidents hystériques consécutifs à une infection, à une maladie microbienne.

On sait l'influence qu'a sur les psychoses, l'empoisonnement de l'organisme, et par suite du cerveau, soit par les microbes ou leurs produits de sécrétion, soit par des substances toxiques résultant de la formation exagérée ou de l'insuffisance d'élimination des poisons anormaux. Régis a souvent insisté sur cette étiologie des Psychoses, en particulier, sur cette étiologie de la confusion mentale. On comprendra que pour des raisons identiques l'hystérie pourra surgir, aux lieu et place des délires vésaniques, chez ceux qui auront de par leur hérédité une prédisposition à l'hystérie, et non à la folie.

Observation XVI. — Paraplégie hystérique consécutive à une fièvre typhoïde : Guérison à Lourdes.

N***, fille de ferme, 16 ans, à hérédité nerveuse et alcoolique, est prise de fièvre dont les caractères paraissent au médecin traitant, devoir se rattacher à la fièvre typhoïde. La jeune fille guérit de sa fièvre. Huit jours après, au début de la convalescence, elle éprouva de la faiblesse dans les jambes, faiblesse telle, que bientôt la marche est devenue impossible. Elle est paraplégique, le pronostic porté par les confrères était très défavorable, car tous en faisaient une affection de la moëlle, ou affection névritique, consécutive à la fièvre typhoïde et due à la fièvre typhoïde.

Appelé en dernier lieu, je démêlai l'hystérie. La psychothérapie simple n'ayant rien donné, j'aurais pu alors essayer l'hypnose, mais la famille opposait un refus formel, toujours pour la même raison — scrupule religieux, peur du diable, peur de l'enfer. Je me contentai alors de dire simplement à la malade qu'elle guérirait certainement un jour.

On l'envoie à Lourdes. La malade espérait en sa guérison, je lui en avais donné l'assurance, elle était donc bien préparée. De plus elle avait pleine confiance dans les pouvoirs de la Vierge. On la porte dans la piscine, elle en sort seule, sans le secours de personne, elle est guérie. J'ai vu la malade à son retour aux Essarts. J'ai constaté la disparition de sa paraplégie.

Ce cas joint à un autre que je raconterai, tout à l'heure, nous montre qu'on peut avoir recours à tous les moyens pour guérir les hystériques. Pour mon compte je ne me ferais pas scrupule d'adresser à Lourdes un de mes malades hystériques, si je ne puis parvenir à le guérir, et si ce malade a grande confiance dans la puissance curative de la Vierge.

Accidents hystériques dus aux intoxications

Observation XVI *(bis)*. – **Epistaxis à chaque orage.**

Comme accidents hystériques dus à des intoxications : alcoolisme, tabagisme, morphinisme etc., je n'en ai pas trouvé, chez mes paysans, en mes douze années de clientèle, sauf le cas suivant, qui paraît être dû à l'alcoolisme — car on ne constate aucune hérédité nerveuse chez notre malade, aucun trouble nerveux d'aucune sorte jusqu'à 38 ans, alors que cette femme était devenue profondément alcoolique — (paraplégie progressive avec atrophie considérable, abolition presque complète des reflexes, douleurs très vives dans les jambes). — Je la connaissais depuis fort longtemps, cette malade, je n'avais jamais constaté d'hystérie, lorsqu'un jour le hasard d'une conversation nous amena à parler du tonnerre « Chaque fois qu'il tonne, dit-elle, je saigne abondamment du nez, pourtant ce n'est pas l'émotion qui en est cause, je n'ai pas peur. » Du reste, ajoute la mère, vous pourrez en juger vous-même quand un orage s'élèvera, je vous ferai appeler » : — C'était ma plus proche voisine — J'ai pu vérifier la véracité de son affirmation.

Comment cet épistaxis, évidemment de nature hystérique,

a-t-il pu se produire? probablement parce qu'une première fois — simple coïncidence — cette femme a saigné du nez, au moment d'un orage. Alors par un phénomène d'autosuggestion, elle a fait reproduire ces hémorrhagies à chaque orage nouveau.

Accidents hystériques sans causes occasionnelles apparentes, l'hérédité paraissant jouer le seul rôle.

Observations XVII. — Fièvre hystérique à chaque nouvelle lune. — Durée 3 ou 4 jours pour chaque accès. — Guérison par psychothérapie.

Il y a quelques mois, à une séance de la société de médecine d'Angers, je citais un cas de pseudo appendicite hystérique ou même la fièvre existait chez la malade. A propos de ce cas que j'exposais, un confrère a cru devoir émettre des doutes sur l'authenticité de la fièvre hystérique. Pourquoi ces doutes? Probablement parce qu'à ses yeux la médecine nous a fourni assez peu d'exemples où le diagnostic de fièvre hystérique s'imposât d'une façon nette, irréfutable. Et peut-être aussi parce que ce phénomène paraît trop étrange, s'explique difficilement ou ne s'explique pas.

A la première objection on peut répondre qu'on rencontre cependant plusieurs faits, cités par des neurologistes de marque, et qu'on n'a pas le droit de contester.

A la seconde objection ma réponse sera celle-ci : si on voulait rayer du cadre de l'hystérie, nier dans l'histoire de la névrose, tout ce qui est extraordinaire parce que c'est extraordinaire, tout qui ne s'explique pas ou mal, il faudrait supprimer presque toute l'hystérie .On voit les effets, mais si l'on cherche à pénétrer la nature intime des phénomènes on reste souvent muet. Comprendra-t-on aisément que cette malade de l'observation précédente ayant eu un épistaxis un jour d'orage, — simple coïncidence, — s'autosuggestionne et puisse créer à chaque nouvel orage, un nouvel épistaxis? explique-t on facilement comment cette simple autosuggestion va pouvoir amener la rupture des capillaires de la muqueuse nasale, provoquant ainsi l'hémorrhagie? — J'avoue, pour mon compte, que je comprends mal, et pourtant je dois *croire, puisque j'ai vu.*

Eh bien pareillement la fièvre hystérique existe. Longtemps je n'y ai pas cru, je ne trouvais pas les cas cités suffisamment probants. L'origine uniquement hystérique de la manifestation me semblait sujette à caution, dans les cas de Marmisse, de Fabre, de Boix, de Vigioli, de Mierzejewski etc. Même le cas de Debove n'avait pu réussir à entraîner ma conviction.

La malade de Déjerine serait plus significative, avec cette fièvre de 43 et 44 survenant aussitôt qu'elle se mettait au lit et quelle que fut l'heure à laquelle elle se mettait au lit. Et, si l'application du thermomètre a été entourée de toutes les précautions indispensables pour éviter toute supercherie, on ne voit guère que l'hystérie pour produire un pareil phénomène.

Toutefois il a fallu que je rencontre cette malade dont je vais relater l'histoire pour que mes doutes fussent levés.

R*** 34 ans, mariée, trois enfants, caractère très impressionnable, pleure souvent, sans motifs. Son hérédité nerveuse est chargée, mère hystérique, oncle épileptique, sœur hystéro-neurasthénique; la malade a toujours joui d'une excellente santé.

Elle est prise un jour de fièvre, pour laquelle je suis appelé. Je trouve la femme couchée, mais peu abattue. Elle souffre de la tête, la langue est légèrement saburrale. Température 39°. Je porte le diagnostic influenza. J'allais rédiger l'ordonnance, lorsque la mère me dit « c'est certainement la nouvelle lune qui produit cette fièvre, c'est la troisième fois et toujours à la nouvelle lune que cette fièvre se déclare. Elle dure environ trois jours. » C'était pour en finir, avec ses accès, qui, depuis trois mois consécutifs, se manifestaient, qu'on m'avait fait appeler. Cette remarque faite par la mère éveilla, dans mon esprit, l'idée d'hystérie, du moins m'y fit penser, car j'ai dit plus haut combien j'étais resté sceptique. Je recherchai les stigmates de la névrose. Je n'en trouvai point. Désireux de me fixer sur ce chapitre si contesté de l'hystérie je n'instituai point, à dessein, de traitement curatif, je fis plutôt une mauvaise psychothérapie, en déclarant à la malade que, pour mieux connaître la nature de cette fièvre, je reviendrais le mois suivant à la même date. Or, le mois suivant, à la nouvelle lune, je trouvai cette malade au lit. Je plaçai le thermomètre, il marqua 39 2/10. Le pouls était à 120. Cette fois le doute ne m'était plus permis, je me trouvais bien en face d'un cas de fièvre hystérique. J'ordonnai des pilules de Bleu de méthylène à continuer pendant un mois et demi, et j'affirmai à la malade, qu'avec ce traitement, et malgré la lune, aucun nouvel accès ne pourra se produire. Le résultat fut celui que j'indiquais. La malade était guérie.

Ce cas me semble probant : il a fait tomber mon scepticisme à l'égard de la fièvre hystérique. Car ici quel autre diagnostic pourrait-il être porté ? Fièvre intermittente ? Il est difficile de se représenter une fièvre intermittente offrant une pareille régularité : 27 jours sans fièvre, 3 jours avec fièvre, et l'accès survenant toujours à la nouvelle lune, pendant quatre mois consécutifs.

De quelle nature était le premier accès? Il est impossible évidemment de le dire. Du reste, il importe peu de le connaître. Ce sont sur les autres accès que l'on peut, que l'on doit tabler, pour établir le diagnostic; et sur ceux-là, du moins, sur les deux derniers que j'ai constatés, le doute ne semble guère possible. Ils sont d'origine hystérique.

Comment cette fièvre a-t-elle pu se produire? Voilà, probablement, comment les choses ont dû se passer. On n'ignore pas l'influence, qu'aux yeux du campagnard, la lune exerce sur les maladies : convulsions chez les enfants, fièvre etc. Cette malade a de l'embarras gastrique avec fièvre; le hasard a voulu que cette fièvre coïncidât avec la nouvelle lune. Il n'en fallait pas davantage pour faire naître cette idée, chez la mère : « c'est la lune qui a produit la fièvre chez ma fille ». Alors par suggestion directe de la mère, et par autosuggestion chez la fille, le second accès était créé, puis le troisième. Quant au quatrième j'ai aidé, j'imagine, à le provoquer. Ainsi la persuasion a provoqué l'accident hystérique qui, dans l'espèce, fut une fièvre, à répétition.

Quant à expliquer la nature intime du phénomène, comment cette élévation de température a pu se produire, s'il y à réaction chimique, si la fièvre est l'équivalent thermique de l'état de mal hystérique, nous tombons dans le domaine des hypothèses. Je n'essaierai point, dès lors, de donner un avis qui risquerait de ne satisfaire personne, ni de me satisfaire moi-même.

Ce que je voulais établir, c'est dans ce but que j'ai insisté si longuement — c'est que la fièvre hystérique ne semble pas être une simple vue de l'esprit — elle paraît exister réellement. — Le cas de notre malade en est une preuve suffisante.

J'avouerai toutefois sans difficulté que la preuve aurait été plus concluante, si je n'avais pas interrompu, aussi vite, l'expérience, si j'avais laissé les accès se renouveler pendant quelques mois encore, ou si j'avais essayé d'interrompre brusquement la fièvre, par persuasion, au lieu d'empêcher l'accès à venir. — Cependant tel que le cas se présente, il est assez démonstratif.

Observation XVIII. - Parésie des jambes. — Toux, hémoptysies, anorexie, enrouement allant jusqu'à l'aphonie. — Guérison par autosuggestion (Lourdes)

Jeune fille P... 21 ans, que j'ai soignée trois ans auparavant d'une pleurésie, à gauche, avec épanchement. — Guérie de sa pleurésie, elle conserve une toux opiniâtre, crache le sang fréquemment, n'a pas d'appétit, dépérit à vue d'œil. Bientôt elle ne peut plus se tenir sur ses jambes, il lui faut marcher à l'aide d'un bâton. De plus l'enrouement est très prononcé, et va parfois jusqu'à l'aphonie.

Les antécédents de cette malade (pleurésie avec épanchement) et tous les caractères que je viens de tracer me font porter un pronostic très grave. Malgré l'absence de signes stéthoscopiques bien nets je crois à la phtisie. Le diagnostic ne semblait-il pas justifié ? N'ayant plus rien à espérer de son médecin qui, je l'ai dit, l'avait condamnée, elle demanda, à la Vierge de Lourdes, une guérison que la médecine lui refusait. C'était une grande dévote, ayant foi dans les pouvoirs de la Vierge. Elle trouve des âmes charitables qui lui paient son voyage. Elle part. A plusieurs reprises sur la route, on croit qu'elle va s'éteindre avant d'arriver. On la porte dans la piscine. Elle en sort. La voix redevient nette, les jambes retrouvent leur vigueur, l'anorexie s'efface, elle court déjeûner à l'hôtel d'un bon appétit. On crie au miracle. Le retour à Ste-Cécile, son pays, fut triomphal. On amène, le lendemain, la malade dans mon cabinet, afin que je puisse constater la guérison et que je délivre un certificat l'attestant. Je trouvai en effet une malade transformée, n'ayant plus la mine souffreteuse d'autrefois, gaie, parlant bien et solide sur ses jambes. Eh bien j'avais fait une erreur de diagnostic. Ma malade était une hystérique, rien qu'hystérique, elle en portait encore les stigmates, elle gardait le retrécissement concentrique du champ visuel, elle avait toujours une hypéresthésie prononcée dans la région ovarienne.

J'avais ainsi un exemple, de plus, de la difficulté qu'offre souvent l'hystérie et des erreurs qu'elle fait commettre. Cette observation jointe à l'observation XVI (première guérison à Lourdes) nous montre bien l'influence de l'autosuggestion qui supprime les accidents hystériques avec la même facilité qu'elle sait les produire.

Observation XIX. — Hémiplégie hystérique avec hémianesthésie datant de un mois. — Guérison instantanée par psychothérapie.

Je résume ce cas — femme de 41 ans, paysanne de St-Fulgent, hérédité nerveuse chargée, est prise de faiblesse musculaire : bras et jambe droite. Force au dynamomètre presque nulle. Pas de paralysie faciale. Pas de troubles du langage. Signe de Babinski négatif. Hémianesthésie complète à droite. Retrécissement concentrique du champ visuel. — Mon diagnostic est : Hémiplégie hystérique. Traitement. — Essai de courant faradique — mais par défaut de la pile, le courant ne se produit pas. Je n'en continue pas moins de promener mes électrodes sachant que cette paysanne ignorait absolument ce qu'était un courant. » « Je me tiens mieux déjà sur mes jambes, dit-elle ». — Le lendemain, seconde séance de pseudo courant. Le résultat fut satisfaisant. La parésie avait disparu.

Observation XX. — Apoplexie hystérique. — Guérison

Voici un cas qui m'a fort embarrassé. Etait-ce de l'apoplexie hystérique ? Etait-ce de l'apoplexie due à une lésion organique ? Cette malade, 29 ans, très nerveuse, je la connaissais depuis longtemps, — elle appartenait à une famille de névropathes. Depuis quelques jours, elle se plaignait de douleurs violentes à la tête, de cécité transitoire (quelques secondes) de bourdonnements d'oreilles etc. — Une nuit, elle perd connaissance, elle est dans le coma profond : tous les membres sont dans la résolution la plus complète. Cependant les membres du côté gauche retombent moins vite que les membres du côté droit. C'est donc de l'hémiplégie droite. Reflexes très diminués. Le signe de Babinski est négatif. Pouls très lent, petit, respiration non stertoreuse. Il semble qu'il existe une légère déviation de la face. Le diagnostic était donc fort difficile. Toutefois, en raison des antécédents héréditaires et personnels, en songeant également à certains signes que je viens de consigner — Babinski négatif, absence de respiration stertoreuse — j'inclinai vers l'hystérie tout en faisant les réserves que commandaient les circonstances. Au bout de trois jours la malade sort de son coma, avec une paralysie à droite et des troubles sensitivo-sensoriels du même côté. Le pouls est toujours très lent et petit comme dans l'observation « coma hystérique ».

La guérison fut obtenue assez lentement en 15 jours. Je persiste à croire que ça n'était ni un tubercule cérébral, ni une hémorrhagie cérébrale qui a produit les phénomènes que je viens d'indiquer.

Observation XXI. — Vomissements hystériques. — Hérédité nerveuse — Guérison instantanée

Cette malade a une très longue histoire pathologique. Paraplégique à 30 ans, fut traitée pour affection médullaire. La paraplégie dura deux ans. Plus tard, c'est une rétention d'urine avec douleurs vésicales, on croit à une cystite chronique chez une prostatique. Enfin des douleurs intenses à l'épigastre, avec vomissements continuels, font croire à un cancer de l'estomac. — C'est à ce moment que je vois la malade. Je conclus à de l'hystérie. — Je supprime ses vomissements avec du « mica panis. — Voyons quelles erreurs a fait commettre cette nerveuse. Condamnée pour myélite, jugée sérieusement compromise pour une cystite, vouée à une mort certaine pour affection cancéreuse de l'estomac, elle n'était simplement qu'hystérique et rien de plus.

Observation XXII. — Vomissements hystériques. — Hérédité. — Guérison instantanée par Eau colorée.

« Guérissez ma fille, comme vous avez guéri ma bonne » me disait une dame de Ste-Cécile « car la première cuillerée de votre bouteille a supprimé aussitôt ses vomissements, qui duraient pourtant depuis un mois » — « C'était de l'eau, lui ai-je répondu, mais ne le dites pas à votre bonne, peut-être les vomissements reparaîtraient-ils ». Cette jeune paysanne était en effet venue me consulter pour des vomissements incoercibles que je rattachai, après examen, à l'hystérie — Je lui donnai de l'eau colorée avec du carmin. Nous venons d'entendre le résultat.

Observation XXIII. — Aphonie hystérique (4 cas). — Hérédité nerveuse

Premier Cas. — C'est une jeune domestique qui un jour m'arrivait aveugle, dans mon cabinet, conduite par sa sœur, — un autre jour muette. C'était le mutisme qui était le phénomène le plus fréquent. Par une très courte suggestion, faite pendant le sommeil, je lui redonnais la vue ou la voix. — Cependant les récidives ont été fréquentes. Ce n'est qu'au bout de deux ans environ, que les accidents ont cessé de reparaître. — Grosse hérédité.

Deuxième Cas. — C'est une dégénérée hystérique à hérédité également très chargée, j'y ai fait allusion dans le cours de ce mémoire — à l'observation de son oncle. — Prise de mutisme, elle résista à toute médication — c'est elle qui, par scrupule religieux, refusa l'hypnose, traitement auquel j'aurais voulu en dernier lieu avoir recours et qui, je crois, l'aurait guérie. Elle a préféré garder son mutisme, qu'elle conserve encore depuis 8 ans. — Lourdes, chez elle, n'a rien fait.

Troisième Cas. — J'en dirai deux mots seulement. C'est une jeune fille que je vois une seule fois et à la hâte. — Elle était muette depuis un mois. — Je lui enlève instantanément son mutisme, et ai pu la faire chanter à haute voix.

Quatrième Cas. — Ici ce n'était pas un simple *mutisme*, nous avions eu plus : *de l'astasie abasie, de l'anorexie et de l'œsophagisme.*

Cette jeune paysanne de 19 ans avait une très lourde hérédité. — Hystérie et neurasthénie chez son père, sa mère, ses frères et sœurs. Elle-même fut sujette à l'âge de la puberté à des crises de somnambulisme.

Il y a quelques années, à la suite d'une vive émotion, elle tombe à terre, on la relève. Elle ne peut plus se tenir debout;

et elle est sans voix. Impossible également de déglutir, elle a de l'œsophagisme. Le médecin souvent appelé n'avait pu remédier à cette situation. Il avait épuisé, me dit-il, toute la thérapeutique, sans succès. Notre malade s'était affaiblie considérablement, par suite du défaut d'alimentation. A ma première visite, je trouvai une malade très pâle, très amaigrie et une famille en pleurs. C'était pour elle une consultation *in extremis*. Avec les renseignements, et après examen de la malade, mon diagnostic fût vite établi. « Astasie abasie hystérique, aphonie, anorexie, œsophagisme hystériques. » Le tableau était complet. Cette situation durait depuis près de deux ans.

Un peu d'hypnose, et l'ordre ayant été donné de se lever, de marcher, de parler, de manger, voilà notre malade qui, aussitôt se lève, demande vite à manger, elle saisit un gros morceau de pain, marche, pour aller recevoir à la porte son curé mandé en même temps que moi pour lui apporter les suprêmes secours de la religion, lui donner sa dernière bénédiction.

La jeune fille continua depuis lors à jouir d'une excellente santé, elle est mariée et mère de plusieurs enfants.

Observation XXIV. — Perversion du goût et de l'odorat (2 cas). — Hérédité

Premier Cas. R. jeune fille de 19 ans, actuellement femme de chambre à Sainte-Cécile ne pouvait arriver à cirer les escaliers. Dès les premières marches, toute la cire était mangée, elle trouvait à cette substance un goût délicieux. Sa maîtresse, fort ennuyée, me fait appeler. Un peu de psychothérapie avec le Bleu de Méthylène fit disparaître cette déplorable habitude mais d'une façon insuffisante toutefois, il m'a fallu recourir à l'hypnose.

Deuxième Cas. Tous les mois, au moment de ses règles, cette jeune fille, 29 ans, est prise d'une irrésistible envie de manger de la cendre. Elle en mangerait, me dit la mère, près d'un kilog. par jour J'arrive par le même procédé, que dans le cas précédent, à guérir la malade. Cette malade avait également des crises convulsives, je n'ai pu parvenir à les faire cesser. Disons, à ce propos, que l'hypnose ne fait rien pour éviter le retour des crises hystériques.

Observation XXV. — Perte totale du goût et de l'odorat chez une hystérique. — Hérédité.

Avec les médications les plus variées je n'ai pu parvenir à donner le goût et l'odorat à cette malade. Déjà elle avait vu à la ville, où elle était domestique, nombre de médecins, sans aucun résultat. L'ammoniaque et l'éther déposés dans le nez et sur la langue ne lui donnaient aucune sensation. Le poivre, le sel avaient le même goût, ou mieux n'avaient pas de goût.

L'insensibilité était absolument complète. En dehors de ces phénomènes, la malade ne présentait absolument rien d'anormal. Je n'ai pu obtenir la guérison. La malade était rebelle à l'hypnose.

Observation XXVI. — Agoraphobie hystérique (2 cas). — Hérédité.

L'agoraphobie n'est point rare dans l'hystérie, j'en ai trouvé plusieurs cas, j'en citerai deux, pris au hasard.

Premier Cas. — Une de mes malades, depuis six ans, ne pouvait quitter la chambre. A peine essayait-elle de franchir le seuil, qu'elle était prise d'angoisse, les jambes fléchissaient sous elle, elle serait tombée si elle ne rentrait vite à la maison. Cette femme de 60 ans, très impressionnable, très nerveuse, dont deux enfants étaient hystériques, ne présentait aucun stigmate de la névrose. Elle était agoraphobe simplement. C'était donc de l'agoraphobie mono-symptomatique. Je lui fais de la « persuasion », je lui déclare que le dimanche suivant elle sera à l'Église, distante pourtant de 3 kilomètres de sa ferme. Elle s'y rendit, n'eut aucune terreur, aucune angoisse. Elle était et est restée guérie de son agoraphobie. C'était de plus une claustrophobe. Elle ne pouvait demeurer seule chez elle, je suis parvenu à la débarrasser de cette claustrophobie. Une remarque en passant : presque tous mes agoraphobes étaient en même temps des claustrophobes.

DEUXIÈME CAS. — C'est une paysanne d'Aizenay qui, depuis 7 mois, ne pouvait, comme la précédente, quitter sa maison sans voir ses jambes se dérober sous elle, sans tomber à terre, si elle s'obstinait à vaincre l'angoisse qui l'étreignait. Après des essais multiples et infructueux de médications variées, je fus appelé près d'elle : j'ai pu, par la simple persuasion, l'amener à sortir de la maison, à mon bras. Il y a d'abord eu résistance, menace d'angoisse au seuil de la porte. Mais, je l'aidai à la vaincre. L'expérience ayant réussi, je la renouvelle en me tenant, cette fois, à distance. Le résultat fut parfait. La malade a vu sa guérison se maintenir.

Observation XXVII. — Syncope locale des extrémités. — Hystérie. — Phobie des aliments. — Crainte de ne pouvoir les digérer. — Amaigrissement extrême. — Cachexie Guérison. — Hérédité chargée.

C'est un cas assez complexe que celui de ce malade, jeune homme de 24 ans, à hérédité nerveuse accumulée. Il y a chez lui mélange d'hystérie et de neurasthénie. C'est l'hystérie qui a ouvert la scène, entrainant après elle la neurasthénie, ainsi qu'il est de règle, chez les hystéro-neurasthéniques.

Depuis fort longtemps notre malade avait remarqué que, subitement, ses mains pâlissaient, devenaient insensibles, laissaient s'échapper les objets qu'elles tenaient. Ces accès se reproduisaient plusieurs fois par jour et duraient une heure environ. J'ai assisté à ces crises de syncope locale : « Ça me prend » disait-il. Aussitôt les mains, les doigts prenaient absolument la teinte cadavérique, les ongles étaient violacés, il y avait le froid du cadavre, l'insensibilité du cadavre. C'était « la main morte ». Cette blancheur cadavérique se limitait par une ligne droite qui s'étendait transversalement au niveau de la base des métacarpiens.

Notre malade avait, en dehors de ce phénomène, une phobie assez inquiétante à cause de ses conséquences. Il avait la peur des aliments : selon lui, il ne devait pas pouvoir les digérer. Aussi les réduisait-il tous les jours. Bientôt il n'arriva plus à prendre qu'un litre de lait par jour. L'amaigrissement devint extrême. Ce jeune homme dont la taille était de $1^{m}78$ ne pesait plus que 81 livres. De ma vie, je n'avais vu pareille maigreur. C'était un véritable squelette ambulant

Avec une psychothérapie bien dirigée, je suis parvenu très rapidement à le débarrasser de cette phobie. Bientôt notre malade put manger de tout. Et en six mois il avait gagné 57 livres. Il pesait 138.

Quant aux syncopes locales, elles ont diminué de fréquence, mais non totalement. Disons, en terminant, qu'il m'était possible, par le commandement, de les produire. J'ajouterai, toutefois, que la pâleur n'était pas aussi absolue que dans les crises spontanées d'asphyxie locale. Ce n'était pas tout à fait la « main de cadavre ».

J'ai publié ce cas intéressant à la société de médecine de Nantes.

Observation XXVIII. — Du diabète hydrurique hystérique.

J'ai rencontré chez mes paysans cinq cas de diabète hydrurique hystérique, trois chez les adultes, deux chez les enfants. Ce n'est donc pas un accident trop rare. Le plus beau de ces cas, nous le trouverons au chapitre de l'hystérie infantile. Aussi est-ce après sa description seulement que j'indiquerai les réflexions que m'aura suggérées l'étude de ces différents malades. Je raconterai ici simplement les faits, sans commentaires. J'ai déjà décrit un de ces cas dans la série des accidents d'hystéro traumatisme. Il s'agissait d'un paysan qui avait fait du diabète hystérique subitement, après avoir été terrassé par ses bœufs. La psychothérapie l'avait guéri. Le deuxième cas est complexe, nous trouvons de la *sudorrhée hystérique*, faisant place, après sa disparition, à de *la polyurie* et de *la polydipsie hystériques*. Voici l'histoire de ce malade. Nous voyons chez lui une hérédité très chargée, père ivrogne, deux frères et sœurs très nerveux. Jusqu'à l'âge de 43 ans, santé excellente. Depuis trois mois notre cultivateur gardait le lit pour une affection, sur la nature de laquelle on était loin d'être d'accord. On avait prononcé les mots de fièvre muqueuse, fièvre intermittente, gastro-entérite, voire même tuberculose.

Qu'avait en réalité notre malade? De la sudorrhée hystérique et rien de plus, mais une sudorrhée vraiment étrange. C'était quinze ou vingt fois par jour qu'il fallait changer tout son linge, même les draps, qui semblaient avoir été plongés entièrement dans l'eau, tant ils étaient imprégnés de sueurs. Son corps baignait vraiment dans une nappe d'eau. Pas de fièvre, rien à la poitrine, langue blanche, perte totale d'appétit. Constipation opiniâtre.

J'ai dit que c'était de la *sudorrhée* hystérique, parce que, par exclusion, on devait s'y rattacher, d'ailleurs notre malade portait quelques stigmates de la névrose. Ce ne pouvait être de la tuberculose : à la poitrine, au ventre, il n'y avait rien. Du reste, dans ce cas, la sudorrhée n'est jamais aussi abondante et elle est nocturne. Ce n'était pas une fièvre muqueuse, qui durait depuis trois mois. C'était de l'hystérie. Je lui ordonnai du bleu de méthylène.

Quand je revins voir mon malade, il me dit : « Je suis « guéri de ma maladie, mais j'en ai contracté une autre : le « diabète. J'urine toujours et j'ai toujours soif ». Sa femme me raconta en effet qu'il urinait 10 à 12 litres par jour, d'une urine bleue claire (il continuait son méthylène). Je fis cesser le médicament, les urines restèrent aussi abondantes.

Voici les résultats de l'analyse :

Urée par litre.	1gr15	par 24 heures	11,50
Chlorure de sodium par litre .	0gr502	—	5,02
Azote total.	0gr60	—	6
Sucre		néant	
Albumine		—	

Ce cas d'un diabète hystérique, se substituant à une sudorrhée hystérique, est vraiment curieux. C'est évidemment par un phénomène d'autosuggestion que notre malade a créé ce diabète.

Absorbé dans la contemplation de son urine il a été, malgré mon avertissement, frappé trop vivement de sa coloration bleue. Toute sa pensée détournée de son objet primitif (la peau, les sueurs) se dirigea vers les sécrétions urinaires, tant et si bien que, préoccupé maintenant de son urine, il se met à uriner sans cesse. Le diabète hydrurique hystérique était créé.

Fixé sur la nature des accidents, il me fut facile sur un sujet aussi impressionnable de faire disparaître ce nouveau phénomène. Toutefois il a fallu trois semaines pour obtenir le résultat.

La santé de notre malade, depuis cette série d'accidents, s'est maintenue excellente.

Je ne dirai que quelques mots d'une autre malade. Une femme, qui avait un diabète hydrurique hystérique intermittent. C'était seulement pendant la période de ses règles pendant huit jours environ. Comme le malade précédent, elle donnait, par jour, de 10 à 12 litres d'urine, et buvait 10 à 15 litres d'eau.

L'examen des urines ne révèle aucune trace de sucre et d'albumine. Chlorure de sodium en diminution sur le chiffre normal, ainsi que l'urée également diminuée. Cettte malade ayant quitté la région, je n'ai pu savoir le mode de terminaison des accidents. C'était, elle aussi, une héréditaire, sans causes accidentelles apparentes.

Observation XXIX. — Mal de Pott. — Pseudo-coxalgie, hoquet permanent, taches ecchymotiques à la peau, dermographisme.

C'est un cas d'hystérie, associée à une affection tuberculeuse osseuse. J'avais failli faire erreur au sujet de la douleur de la hanche, et de la claudication qu'elle présentait depuis trois ou quatre mois, et que j'allais mettre sur le compte d'une arthrite tuberculeuse, lorsqu'un jour, la malade, paysanne de 39 ans, arriva dans mon cabinet avec un hoquet qui ne cessait pas et durait depuis quinze jours environ. Par le commandement, je fis cesser instantanément son hoquet en lui pressant la nuque. C'était donc une pottique doublée d'une hystérique. Je remarquai, sans peine, ensuite que sa coxalgie n'était qu'une fausse coxalgie, car, de la même façon, toutefois moins brusquement (en 2 ou 3 consultations), je lui supprimai douleurs et claudication. Cette malade, une héréditaire, présentait fréquemment des taches ecchymotiques, des nodosités volumineuses, colorées, douloureuses qui venaient et disparaissaient subitement.

Observation XXX. — Grossesse hystérique (2 cas).

Premier cas. — Femme de 32 ans, dont le ventre s'accrut progressivement. On crut à une grossesse, d'autant plus facilement que les règles qui, les premiers mois, avaient persisté, avaient fini par ne plus apparaître. Tout avait été préparé pour l'accouchement, et pour la venue de l'enfant : berceau, layette, etc. C'était une fausse grossesse que j'ai été appelé à constater au bout du douzième ou treizième mois. Le ventre ne tarda pas à reprendre son volume normal, quand la femme sût qu'elle n'était pas enceinte.

Deuxième cas. — Jeune fille de quinze ans qui, depuis l'âge de treize ans porte un ventre énorme, le ventre d'une femme enceinte. On a pu croire au début vu la dureté, la tension de la peau à de la tuberculose abdominale. C'était simplement du tonus musculaire hystérique. En huit jours, avec des compresses mouillées, et une ceinture, je réduisis le ventre à son volume normal, avec sa souplesse normale. Je ne serais pas surpris qu'il y eût dans cet accident hystérique un phénomène d'imitation, sa mère faisait une grossesse au même moment.

Observation XXXI. — Pseudo-ataxie. — Accidents antérieurs : mutisme. — Guérison.

J'avais été fort embarrassé au début de mon examen. Le jeune homme — 25 ans — lançait depuis six mois ses jambes comme un ataxique. A chaque instant il menaçait de tomber à terre. De plus je constatais le signe de Romberq —

et des troubles de la sensibilité. Plaques d'hypéresthésie et d'anesthésie. Ce qui me troublait encore, c'est que je constatais des reflexes, non pas abolis, mais diminués. Pas de syphilis toutefois. Une étude approfondie du malade, ses antécédents, le mode de début de l'accident me font découvrir l'hystérie. Il y a eu autrefois une sorte de mutisme hystérique; puis, l'ataxie des membres inférieurs est venue, alors que le malade jouissait d'une excellente santé, et cela dans l'espace de quelques jours. Il avait de l'urticaire hystérique que la persuasion a pu supprimer. Également les troubles de la marche ont disparu en cinq séances (c'est le terme que je lui avais désigné) d'électricité statique

Observation XXXII. — Pseudo-paralysie labio-glosso-laryngée.

Ce n'est pas une similitude absolue que présentera notre malade avec l'affection bulbaire. Toutefois on constate, chez lui, une certaine difficulté dans le mode d'articulation des mots, puis une sialorrhée très abondante. La bave s'écoule presque sans cesse, et le malade a de la peine pour avaler le bol alimentaire. C'était de l'hystérie car pour me mieux fixer, j'avais essayé l'hypnose. J'ai pu supprimer par la suggestion tous ces accidents.

Je n'en finirais plus, si je voulais rapporter tous les cas intéressants d'hystérie que j'ai rencontrés chez mes paysans adultes des deux sexes. Toute la pathologie de la névrose, je l'ai vue passer sous mes yeux, depuis les phénomènes les plus bénins, les plus vulgaires, jusqu'aux phénomènes les plus graves, dont quelques-uns très rarement signalés, en particulier ces accidents singuliers d'imitation, ce cas de fièvre hystérique, à chaque premier quartier de la lune; ce cas de sudorrhée hystérique précédant un diabète hystérique, ces cas de vomissements incoercibles hystériques de la grossesse etc.

J'aborde maintenant la revue clinique de l'hystérie infantile chez mes petits paysans.

Hystérie infantile chez les paysans

L'hystérie infantile a été bien étudiée surtout depuis une dizaine d'années. Elle a fait l'objet d'un rapport de Bezy au Congrès des aliénistes et neurologistes de Toulouse 1897. A ce Congrès, j'avais moi-même apporté un long mémoire sur cette question, mémoire qui fut reproduit par les *Archives de neurologie*. De nombreuses thèses ont paru depuis sur ce même sujet. C'est que l'hystérie de l'enfance avait été assez mal étudiée jusque là. Les uns voulaient voir des petits hystériques partout, les autres se refusaient à reconnaître la névrose chez les enfants en bas âge.

Nous verrons, dans ce travail, combien sont nombreux les cas d'hystérie infantile, rencontrés à la campagne.

L'hystérie est-elle aussi fréquente chez l'enfant que chez l'adulte? L'est-elle davantage?

Je ne saurais le dire. L'impressionnabilité plus grande dans un cerveau encore rudimentaire que la raison ne dirige pas, où presque tout est soumis à l'instinct, plaiderait, il me semble, assez dans ce sens. Cependant, il faut l'avouer, l'occasion nous est moins souvent offerte de la constater. A vrai dire, si l'on devait considérer comme manifestation hystérique tous les accidents convulsifs de l'enfance, si l'on devait rayer, par exemple, l'éclampsie infantile, comme entité morbide, et en faire un syndrome hystérique, comme le voulaient Chaumier, Ollivier, Magitot (Académie de médecine, séance du 28 juin 1892); si l'on devait considérer comme hystériques tous les enfants à caractère difficile, emporté, violent, aux pleurs et rires faciles, comme semble le comprendre Burner en sa thèse inspirée par Ollivier (Thèse de Paris 1891), les enfants hystériques seraient légion : on en verrait vraiment trop ; il ne faut pas tomber dans l'excès et voir des hystériques partout. L'éclampsie infantile ne doit pas être rayée du cadre nosologique comme entité morbide; les convulsions dues à la dentition, aux vers intestinaux sont des convulsions dues à une action reflexe et qui ne relèvent en rien de l'hystérie. Tout ce que l'on peut concéder, c'est qu'elles doivent naître plus aisément dans un terrain préparé, terrain névropathique.

Combien d'enfants ai-je rencontrés, présentant vers un an des crises éclamptiques, qui depuis n'ont jamais indiqué le moindre syndrome hystérique, alors qu'ils ont déjà atteint l'âge de 14 à 15 ans. Or, on comprendrait difficilement qu'un enfant, ayant eu des accès convulsifs dans sa première enfance, — si ces accès étaient de nature hystérique, — puisse traverser la seconde et la troisième enfance sans présenter, de nouveau, quelques manifestations hystériques. Ce n'est pas ainsi que se comporte ordinairement la névrose, avec crises convulsives, mode d'accidents qui révèle une hystérie bien confirmée.

Ainsi l'éclampsie infantile existe comme affection distincte, et n'est liée en rien à l'hystérie.

Pour résumer ma pensée, on applique trop aisément l'étiquette d'hystérie. Il ne suffit pas d'assister à des crises de colère, à des crises convulsives, pour avoir le droit de conclure que cet enfant est hystérique. L'hystérie de l'enfance, certes, n'est pas rare, mais elle n'a pas cependant la grande fréquence que d'aucuns veulent bien lui attribuer. Si l'impressionnabilité, toute spéciale, de ces jeunes cerveaux les prédisposent, d'une part, aux accidents de la névrose, pour peu qu'il y ait de l'hérédité, d'un autre côté, l'enfant, en raison de son âge, de son intelligence rudimentaire, est soustrait à bien des causes qui, dans l'âge mûr, peuvent faire éclater l'hystérie. Ce que l'enfant gagne d'un côté, il le perd de l'autre. Aussi cette conclusion me semblerait-elle assez justifiée : L'hystérie de l'enfance n'est ni plus fréquente, ni moins fréquente que l'hystérie virile.

Et si l'on veut comparer l'enfant de la campagne, le fils du paysan, à l'enfant des villes, on trouvera, plus souvent chez les premiers, l'hystérie. Le genre d'éducation qu'on lui donne, les leçons de choses qu'on lui sert, et dont la sorcellerie fait trop souvent la base, préparent la névrose, l'alimentent ; c'est l'engrais avec lequel on nourrit un terrain, déjà trop favorable à l'éclosion des manifestations hystériques.

Les manifestations hystériques chez les petits paysans sont-elles les mêmes que les manifestations des paysans adultes ?

Si l'on étudie les observations que je vais présenter, on pourra voir que presque tous les syndromes psychiques et somatiques de la névrose y seront reproduits, tels qu'on les rencontre à un autre âge de la vie. Si certains stigmates ne nous apparaissent pas aussi nettement, c'est que la recherche, chez eux, en est plus difficile, souvent impossible. Il ne faudrait donc pas conclure à leur non existence, de ce que l'on n'arrive pas à les démasquer. L'hystérie est *une*, de même qu'il n'y a pas d'hystérie masculine, féminine, il n'y a pas davantage d'hystérie infantile, junévile et sénile.

La névrose, chez l'enfant, n'est pas simplement psychique, comme semblait le vouloir l'École allemande (mémoire de Duvernay de Bâle) et comme tendaient à le penser Raynaud de Saule, Olivier, dont les écrits reflètent les idées de l'École allemande, elle peut revêtir toutes les formes, je dirai même que la forme somatique est la plus souvent notée, on le comprend, quand on songe à la difficulté qu'il y a à apprécier les manifestations psychiques chez des enfants dont l'intelligence est peu ou pas développée, quand on songe à l'impossibilité où l'on est d'établir un diagnostic sur ces simples données : vivacité, colère, pleurs, rires exagérés, idées extravagantes, gestes désordonnés etc.

En réalité, l'hystérie de mes petits paysans est bien identique à l'hystérie des parents, et les divisions fondées sur l'âge n'ont donc pas leur raison d'être, car elles n'auraient pas plus d'importance, comme le dit Pitre, que les divisions fondées sur la marche de la maladie, sur la localisation et sur la nature des symptômes.

1° Accidents hystériques d'imitation

Observation XXXIII. — Paraplégie hystérique. — Imitation de la paralysie post diphtéritique de son petit frère. — Guérison rapide par psychothérapie.

Dans une ferme des Essarts, un enfant est pris de diphtérie grave et fait dans sa convalescence de la paralysie des jambes, paralysie due à l'infection. Tous les jours j'allais électriser l'enfant et je profitais de mes visites quotidiennes pour examiner la gorge, le pouls de tous ses petits frères et sœurs.

Or, un matin quelle ne fut ma surprise de voir qu'un des enfants, la veille bien portant, boitait, trainait la jambe. « Il est paralysé, comme son frère » me dit la mère. C'était exact. Mais j'affirme que cet enfant (11 ans) n'a pas eu la diphtérie. Il n'a pas eu mal à la gorge, pas eu de fièvre, a toujours eu excellent appétit. Je viens de dire que je faisais des examens sérieux — tous les jours — des enfants de la maison, à cause de la contagion possible. Notre petit garçon n'en a pas moins fait de la paralysie : accident hystérique d'imitation. Il a imité la paralysie de son frère. Il me fut aisé par une bonne psychothérapie de le débarrasser en deux jours de sa paralysie hystérique.

Ce cas est vraiment curieux. A force de regarder son frère qui ne pouvait marcher, qui boitait, l'enfant s'est mis à copier cette impuissance à la marche.

C'était, bien entendu, une famille de névropathes.

Observation XXXIV. — Crises hystériques simulant l'épilepsie chez un enfant de 8 ans. — Premier accès caractérisé par « des absences ». — Crises convulsives quatre mois après. — Crises spontanées. — Crises provoquées par simple choc. – Guérison par psychothérapie.

Ce n'est pas un cas banal, nous le verrons, que celui de cet enfant. Le diagnostic en fut fort difficile. Etait-ce de l'hystérie ? Etait-ce de l'épilepsie ? Etait-ce de l'hystérie et de l'épilepsie combinées ?

J'avoue que je fus fort embarrassé. Il n'y a guère que le résultat du traitement qui vint déchirer le voile enveloppant ce cas extraordinairement obscur.

Enfant de 8 ans, bien constitué physiquement et d'intelligence normale; issu de parents nerveux, surtout du côté paternel, n'a rien présenté de particulier dans sa première enfance. A 7 ans, il est pris de crises caractérisées par de simples « absences », mais ces absences qui ressemblaient assez bien aux absences de l'épilepsie (forme de petit mal) offraient ceci de spécial, qu'on pouvait les provoquer à loisir, en heurtant à dessein l'enfant, en le gifflant, c'est l'expérience faite par les parents devant moi. Je modifie aussitôt mon premier diagnostic d'épilepsie et fais de cet enfant un hystérique. Je répète que ces crises offraient bien l'image des absences du petit mal épileptique : le petit malade causant, puis cessant de causer, parce qu'il perd connaissance, et reprenant, au bout de 30 ou 50 secondes sa conversation, ou sa marche interrompue. C'est la première fois qu'il m'a été donné de faire cette constatation dans l'hystérie. Le fait est certainement exceptionnel.

Le bromure, à hautes doses, que j'ordonnai pour me mieux fixer, ne diminua point les accès, suivant mes prévisions.

Quatre mois après, on revint à ma consultation. La situation était devenue plus sérieuse, en ce sens que maintenant il y avait chûte à terre, avec mouvements convulsifs. 10 à 15 crises par jour, 5 à 6 la nuit. Les unes étaient spontanées, celles de la nuit par exemple, les autres étaient provoquées, par un choc quelconque : une simple poignée de mains suffisait, ou un heurt contre des cailloux. Et, que ces crises fussent spontanées ou provoquées, elles présentaient toutes les mêmes caractères : chute brusque à terre, sans que l'enfant puisse prévoir l'accès ; raideur tétanique, quelques convulsions cloniques, parfois écume légère à la bouche, toujours urination involontaire. C'était donc la fin de la crise qui se terminait par de l'hébétement, des larmes au lieu de coma, c'était bien l'image parfaite de la crise comitiale. Il y a cependant quelques particularités que je vais signaler et qui ont leur importance, pour le diagnostic différentiel. L'enfant conservait sa coloration normale, ne présentait jamais cette face congestionnée, cyanosée qui marque toujours le début de la grande crise épileptique et qui est bien, à mon sens, le signe pathognomonique de cette crise, car tous les autres caractères peuvent se retrouver dans l'hystérie, excepté celui-là. En dehors de cette constatation qui, j'y insiste, a son importance, nous avions ici l'étiologie de l'accès. On heurte l'enfant, on le giffle, on lui donne une poignée de mains, et voilà notre petit bonhomme par terre qui a perdu connaissance, se raidit, se débat. C'est vraiment curieux.

On pouvait songer (et de fait je me suis posé cette question) que notre malade tout en étant hystérique pouvait également être un épileptique : crises provoquées, hystériques ; crises spontanées, épileptiques.

Le résultat du traitement tranchera la difficulté. J'annonçai à l'enfant que dans huit jours il serait guéri, et lui instituai un traitement quelconque, banal. Je lui ordonnai d'avoir bien soin de compter les jours. Préalablement je l'avais éloigné de la famille et placé chez moi. — Chaque jour, et plusieurs fois par jour, je lui rappelais l'heure de la guérison. « Plus que six, plus que cinq, plus qu'un jour » lui disai-je. Pendant toute la semaine, le petit malade a « ruminé » sa guérison. Et le jour, si impatiemment attendu par l'enfant, arriva. Pas de crises, les jours suivants, également, pas de crises. La psychothérapie avait donné le résultat que j'escomptais.

Cependant, si les crises diurnes avaient totalement disparu, il n'en était pas de même des crises nocturnes qui persistaient, et aussi fréquentes. Etaient-elles donc de nature différente, celles-là? Le malade les avait, ai-je dit, alors qu'il était profondément endormi. A mon sens, l'enfant devait continuer à rêver, qu'on le heurtait, qu'il tombait en crises ; rêvant sa crise il la produisait. Le souvenir de sa maladie était encore trop vivace, pour qu'il n'y pensât pas le jour et qu'il n'en rêvât pas la nuit. Puis, peu à peu le souvenir s'effaçant, l'oubli se faisant dans son cerveau, les rêves cessèrent d'avoir les crises comme objet, et les accès disparurent. En quinze jours la guérison complète était obtenue.

Voilà près de deux ans que tout traitement a cessé et la santé est restée excellente.

J'ai insisté sur ce cas, parcequ'il est vraiment intéressant à plus d'un titre.

1° Il y a d'abord *la forme* de la crise. Au début « simple absence », ce qui est très rare dans l'hystérie.

2° Il y a la *transformation* des absences en *crises convulsives.*

3° Il y a cette *urination involontaire* dans la crise.

4° Il y a ces crises *nocturnes*, survenant pendant le sommeil et qui ont persisté pendant quelques jours, après la cessation complète des crises de jour.

5° Il y a *cette étiologie* des crises provoquées, qui n'est pas banale : toute poignée de mains, tout choc quelconque, donnait une crise.

6° Il y a cette facilité avec laquelle « la persuasion » a guéri le malade, a fait cesser tous ces phénomènes. C'est d'autant plus remarquable que la psychothérapie toujours si efficace, dans l'hystérie en général, l'est beaucoup moins, l'est fort peu, dans l'hystérie convulsive. J'aurai occasion d'en parler plus loin.

Un dernier mot. Comment sont arrivées les premières crises chez cet enfant ? Je ne dirai pas comme à l'observation précédente, c'est l'imitation qui certainement a produit l'accident, mais je déclare cependant qu'on doit y penser, surtout quand on songe à l'impressionnabilité excessive du sujet. A l'école de son village, un petit camarade avait des crises d'épilepsie. L'enfant, m'ont dit les parents, en était fort effrayé, et revenait à la maison tout bouleversé, tout ému, lorsque, dans la journée il avait assisté à un de ces accès.

2° Accidents hystéro-traumatiques

Observation XXXV. — Paralysie hystéro-traumatique de l'avant-bras. — Chute d'une charrette. — Guérison instantanée par hypnose. — Antérieurement parésie des jambes, guérie.

G*** 12 ans, père hystérique, grand'mère hystérique (observation citée) sœur hystérique (observation sera rapportée).

Depuis cinq mois, l'enfant éprouvait de vives douleurs dans les jambes, avec faiblesse extrême. C'est à l'aide de béquilles seulement qu'il pouvait marcher. L'examen de l'enfant m'ayant démontré la nature hystérique de la parésie et des douleurs, j'ai essayé « la persuasion » qui n'a pas réussi. J'ai dû recourir, exceptionnellement, à l'hypnose (car nous verrons plus loin mes idées sur l'emploi de l'hypnose chez les enfants). Ce jeune malade, amené dans mon cabinet, soutenu par deux béquilles, en repartait, en courant, les béquilles sur les épaules, et remontait vite et seul dans la carriole qui l'avait transporté.

Cinq ou six mois après, ce même enfant tombe à terre, d'une charrette. Il se relève sans blessure apparente, mais paralysé d'une main et de tout l'avant-bras. Croyant à une fracture, sa mère le conduit chez un rebouteur, ou médecin de village, comme on les appelle en Vendée. — Ce pays en est peuplé. — Notre médecin improvisé, mais à grosse réputation, à grosse clientèle, déclare, après examen, qu'il y a fracture. Malgré ses soins, ses manœuvres multiples, les doigts restent tombants, immobiles. Au bout d'un mois, on songe enfin à venir me consulter. Il n'y avait jamais eu fracture, mais, en revanche, il existait une paralysie hystéro-traumatique, avec anesthésie du membre. J'endors l'enfant et lui ordonne de me serrer la main, qu'il le peut, qu'il n'est plus paralysé. Aussitôt, de mon cabinet, l'enfant court à l'école qu'il venait de quitter le bras droit en écharpe ; et, au grand étonnement de son professeur, il écrit avec la même aisance qu'autrefois. Depuis cette époque, le malade n'a jamais rien présenté d'anormal. Il y a aujourd'hui 23 ans.

A propos de ce cas, il me semble intéressant de faire

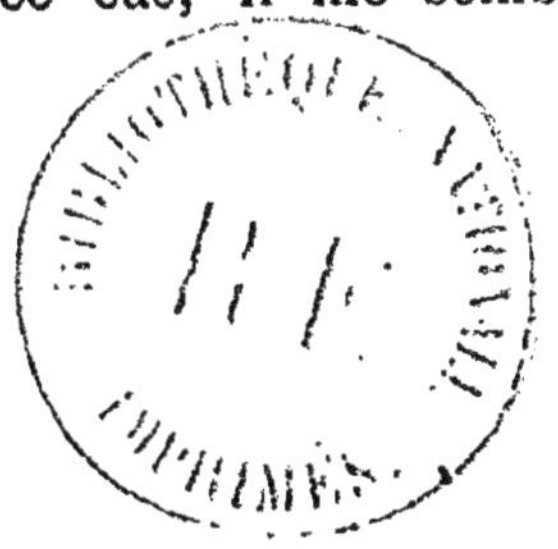

remarquer le mode de production de cette paralysie. C'est une loi chez le paysan vendéen que toute fracture entraîne toujours l'impuissance, la paralysie du membre. Vous êtes fracturé d'un bras, vous ne devez plus pouvoir remuer les doigts; or, voici comment les parents m'ont raconté la scène. Voyant l'enfant tomber lourdement à terre, sa mère lui crie: « Malheureux, tu as dû te casser le bras, regarde, tu ne dois pas pouvoir remuer les doigts. » L'enfant essaie et ne peut, en effet, imprimer aucun mouvement à sa main et à ses doigts. La paralysie était créée, elle a été créée par suggestion directe de la mère sur l'enfant. L'enfant persuadé qu'il a une fracture — sa mère le lui a dit — se persuada en même temps qu'il ne pourra mouvoir ses doigts; l'idée de paralysie entraînant l'idée d'impuissance fonctionnelle. Voilà créée la paralysie psychique. Dans ce cas, elle s'est produite plus rapidement que ne l'indique Charcot à propos des paralysies hystéro-traumatiques. Elle a eu lieu immédiatement. L'enfant n'a pas « ruminé » longtemps sa paralysie. Il est vrai de dire que la suggestion directe est venue ici aider l'autosuggestion.

Observation XXXVI. — Paralysie hystéro-traumatique chez un enfant de 8 ans. — Guérison au bout d'un mois. — Un an après, retour de la paralysie par suggestion directe des parents « la lune de l'année devant produire les mêmes effets que la lune correspondante de l'année précédente, où avait eu lieu la paralysie ».

Cet enfant, de souche névropathique, jetait un jour, en revenant de l'école, des pierres au cantonnier du village. Notre homme court après le bambin. Celui-ci dans sa fuite précipitée, tombe à terre. Il ne se fait aucune blessure. Deux jours après il éprouve de la faiblesse dans les jambes, il titube en marchant, puis des douleurs très vives surviennent, au genou surtout. La peau des jambes est extrêmement sensible. Le contact des draps est douloureux. — Parésie des jambes.

Malgré l'absence des stigmates (on sait d'ailleurs combien la recherche en est malaisée chez les enfants) — je conclus à de l'hystérie, à de la parésie hystéro-traumatique avec hyperesthésie. La guérison fut assez lente à se produire (un mois environ).

Un an après, les parents me le ramenaient. « Nous vous « présentons, à nouveau, le petit malade de l'année dernière. « C'est dans le même mois, à la même lune qu'il a été frappé « de paralysie et nous remarquons déjà qu'il traîne la

« jambe. » — « Mais vous lui faites vous-même sa paralysie, m'écriai-je indigné. A l'avenir, je vous défends de lui parler de la sorte. » Cependant la suggestion avait accompli son œuvre, la parésie était créée. Je l'enlevai par le même procédé que la première fois. Psychothérapie et courants fara diques.

Observation XXXVII. — Aphonie et amnésie survenues à la suite d'une chute sur le genou (enfant de 11 ans).

Jusqu'à 11 ans, rien d'anormal chez cet enfant. Le père meurt subitement en descendant d'un train, frappé d'apoplexie. L'émotion très vive causée par cette mort avait préparé l'hystérie. Une chute d'une certaine hauteur sur le genou, quelques jours après, la fit apparaître. L'enfant perd la voix, devient non seulement aphone mais amnésique, il perd le souvenir de toutes les connaissances acquises. Pas de paralysie. Quand je l'ai vu à mon cabinet, la voix était revenue, mais l'enfant bégayait encore et les souvenirs restaient confus.

Au bout d'un mois et demi environ, la santé était parfaite. Toute trace de l'accident avait disparu.

Observation XXXVIII. — Pseudo-méningite hystéro-traumatique. — Chute sur la tête. — Enfant de 7 ans. — Hérédité nerveuse.

RÉSUMÉ

A un an et demi chute sur la tête, légère ecchymose. — Le lendemain, fièvre, agitation, cris hydrencéphaliques, constipation, ventre retracté, vomissements; pas de perte de connaissance, l'enfant est dans la somnolence. — Cet état dure huit jours. Guérison.

En mars 1897, c'est-à-dire deux ans après, nouvelle chute, nouvelle crise de fausse méningite, symptômes à peu près analogues à ceux de la crise précédente; la raie méningitique est très nette, mais je dois ajouter que la raie existe partout où j'exerce une pression, véritable dermographisme. — Au bout de dix jours tous ces phénomènes avaient disparu.

3° Accidents hystériques dus à un traumatisme moral

Observation XXXX. — Après tentative de viol, crises de sommeil hystérique, aboiement, accès convulsifs. — Hérédité.

Cette fillette, de 13 ans, avait eu vers l'âge de 7 ans quelques troubles nerveux, sans importance. Un jour, le boucher venu pour apporter la viande, la voyant seule, essaya de la violer. Il n'y a pas eu perpétration de l'acte, les cris de l'enfant ayant fait descendre, à la hâte, la maîtresse de la maison. Mais ce choc moral eut des conséquences fâcheuses. La fillette, dès le soir, tombait dans une crise de sommeil. Puis le lendemain ce sont des crises caractérisées par des aboiements à effrayer tous les voisins. A ces crises d'aboiement succèdent des accès convulsifs extrêmement fréquents. La psychothérapie, cette fois, fut impuissante. J'ai d'ailleurs eu l'occasion de faire remarquer que la forme convulsive est bien la forme la plus tenace et la plus rebelle.

Observation XXXXI. — Chorée hystérique, consécutive à un choc moral. — Peur occasionnée par un échange de coups entre le père et la mère de l'enfant.

Cet enfant, 13 ans, a toujours été un névropathe. C'était un fils d'alcoolique. Il n'avait cependant jamais rien présenté d'anormal, lorsqu'un jour il fut pris de peur, en assistant à une scène de ménage très violente, où des coups étaient échangés, l'enfant se mit aussitôt à trembler du bras et de la jambe droite, et continua de trembler. Le tremblement était très régulier, rythmé. Je portai le diagnostic chorée hystérique. Je le mis sous la douche statique. Aussitôt chaque séance, le tremblement cessait, pour reparaître un quart d'heure après environ. Au bout de quinze jours la guérison était obtenue.

Observation XXXXII. — Chorée hystérique. — Choc moral. — Guérison instantanée par simple persuasion. — Rechute quatre ans après, même procédé de guérison.

Enfant de dix ans, fils de père dégénéré, oncles névropathes, est pris subitement d'agitation, de tremblement du bras droit. Il était à l'école, quand, un jour, un de ses petits camarades tombe à terre à côté de lui dans une crise d'épilepsie ou d'hystérie. Il se mit alors à trembler de frayeur, et le tremblement, après avoir cessé, au bout de quelques instants, reprit le soir, quand l'enfant, rentré chez ses parents, raconta l'accident de l'école. — On avait, pendant un mois, essayé toutes sortes de traitements sans résultat. On me le conduisit enfin à mon cabinet. Là j'ai pu porter aisément le diagnostic de chorée rythmée, de chorée hystérique. Je lui prends la main, je soulève le bras et brusquement je l'abaisse, en lui déclarant qu'il ne tremblera plus. — Le bras reste tombant, j'ai cru, faut-il le dire, lui avoir donné une paralysie à la place de son tremblement. Il n'en était rien. L'enfant se met à écrire, devant moi, avec la même sûreté qu'avant de tomber malade. Il était guéri.

Quatre ans après, à la suite d'une querelle avec son frère, il est repris du même tremblement rythmé. Dès le lendemain il accourt de la Vendée à mon sanatorium pour retrouver son ancien médecin qui l'avait guéri instantanément autrefois. Même procédé de traitement, même guérison subite. Il m'a fallu cependant, cette fois, recommencer à plusieurs reprises ce mouvement d'élévation et d'abaissement. Il est vrai que l'enfant était plus distrait, quelques-uns de mes pensionnaires ayant manifesté le désir d'assister à cette cure.

Observation XXXXII *bis*. — Crises de sommeil hystérique. — Somnambulisme

E*** S***, 13 ans, hérédité nerveuse paternelle et maternelle. Cette fillette dont la première enfance avait été normale est prise depuis plusieurs mois de crises de sommeil, pendant lesquelles elle présente une insensibilité complète, absolue.

On peut la piquer très profondément, sans déterminer ni douleurs, ni réaction d'aucune sorte. Ces accès peuvent être provoqués. Il suffit de dire à côté de cette malade : « j'ai sommeil, je m'endors. » Ces crises spontanées ou provoquées sont variables, comme durée, de un quart d'heure à trois heures.

En dehors de ces attaques de sommeil, la fillette présente un état somnambulique. On voit la jeune fille les yeux fermés, le plus souvent ouverts, immobiles, marcher indifférente, insensible, dans l'appartement, dans les champs. Elle cause, continue le travail commencé. Ses gestes sont rapides, sa parole brève, elle tutoie tout le monde, même le médecin : la malade, très réservée en dehors de ses accès, use de mots sales, d'expressions ordurières : son acuité auditive et visuelle est accrue dans des proportions vraiment extraordinaires.

Pas de crises convulsives chez cette petite malade.

Cet état maladif a duré deux ans environ. Actuellement elle est bien.

4° Accidents hystériques où l'hérédité seule paraît en cause

Observation XXXIX. — Hyperesthésie du cuir chevelu. — Anorexie complète. — Refus presque total d'aliments pendant 4 mois. — Guérison en 3 jours par psychothérapie et douches statiques.

RÉSUMÉ

Enfant de 11 ans, à hérédité très chargée, du côté paternel et maternel on ne peut lui toucher la tête, tant le cuir chevelu est douloureux. De peur qu'on le heurte à la tête, il s'éloigne quand on l'approche. Il a une répulsion pour les aliments. Depuis quatre mois il se nourrit d'une petite tartine de pain par jour. Aussi est-il maigre. En trois jours je le débarrasse et de son hyperesthésie et de son anorexie, de sa phobie des aliments. J'ai employé la psychothérapie et les douches statiques.

Diabète hydrurique hystérique

Les troubles urinaires sont extrêmement fréquents dans l'hystérie : polyurie, pollakiurie, anurie, mictions douloureuses, mictions nocturnes involontaires, modifications en ce qui concerne les résidus solides, ce sont là autant de phénomènes connus de tous les cliniciens. Nous avons déjà étudié le diabète hydrurique hystérique chez les adultes, nous allons maintenant l'étudier chez l'enfant.

Observation XXXXIII. — Premier Cas. — Diabète hydrurique hystérique. — Enfant de 3 ans. — 10 à 12 litres de boisson. — 10 litres environ d'urine. — Durée du phénomène 8 ans. — Guérison.

Ce cas est extrêmement curieux, à cause de l'âge de l'enfant, de l'intensité du phénomène, de la durée du phénomène et de sa guérison. J'en avais parlé au Congrès de Toulouse. Certains congressistes avaient émis des doutes sur la nature de l'accident. Etait-il d'origine hystérique? Depuis le congrès, il y a eu la guérison, et le procédé de guérison, vient lever tous les doutes. C'est du diabète hystérique.

C'est un enfant naturel, issu d'une famille de névropathes. A trois ans il est pris d'une polyurie extrêmement abondante.

Il n'est pas malade, me dit la mère, mais il boit et urine sans cesse, 10 litres d'urine par jour environ. Il boit 10 à 12 litres d'eau. Et, le besoin de boire est si impérieux, qu'il a essayé de boire des eaux grasses. La mère nous dira plus tard, que son enfant, se trouvant dans les champs avec une bouteille vide a voulu la remplir avec son urine. C'était du liquide, cela lui suffisait.

L'examen des urines n'indique aucune trace de sucre. Il a été pratiqué par M. Berthaud de la Roche-sur-Yon. Voici le résultat :

Urine sans couleur, limpide, sans dépôt

Densité à + 15................			1.002
Réaction faiblement acide.......			
Urée par litre..........	1. 09	en 24 heures	10.90
Acide urique, très légères traces.		—	
Acide phosphorique, par litre...	0.153	—	1.53
Acide sulfurique	0.250	—	2.50
Chlorure de sodium............	0.410	—	4.10
Chaux........................	0.005	—	0.05
Azote total	0.508	—	5.08

Ni sucre ni albumine

Quelle était la nature de ce diabète insipide hydrurique? Etait-ce un diabète de nature hystérique? La tare héréditaire dont cet enfant était frappé devait m'y faire penser. Cependant les données étaient insuffisantes, car, pas de stigmates hystériques, pour porter un diagnostic précis. Quelques accidents survenus plus tard, nous apporteront des éléments de discussion. Je n'insisterai pas sur une fièvre, à marche assez bizarre, qui m'a bien paru devoir être rattachée à la névrose, j'appellerai plutôt l'attention sur une paralysie survenant brusquement et disparaissant au bout de quelques jours, sans laisser de traces. Cette paralysie était bien une paralysie hystérique.

Notre malade était donc un hystérique.

A sept ans, je fais procéder à un nouvel examen des urines. Ce résultat est à peu près identique à celui que j'ai indiqué plus haut.

La polyurie est toujours aussi abondante ainsi que la polydipsie. « C'est un véritable robinet, me disait la mère, il boit, il urine aussitôt »

Avant de me séparer de ce petit malade qui m'avait tant intéressé et que j'avais été impuissant à guérir, malgré toutes les médications, tous les procédés de persuasion, j'ai voulu voir ce que ferait l'hypnose. Le malade avait alors onze ans. J'ai obtenu la guérison en huit jours, guérison complète et qui s'est maintenue.

Ainsi nous savions que notre petit malade était un hystérique. Nous savons maintenant que le diabète hydrurique était un diabète hystérique chez un hystérique.

Je passe très rapidement sur le second cas, qui n'offre rien de particulier. C'est un enfant de deux ans et demi qui présentait une polyurie et polydipsie intenses, mais moins que l'enfant précédent. Pas trace de sucre dans l'urine. L'affection a duré cinq ou six mois. La guérison est survenue subitement et sans traitement.

Ces deux cas, joints à ceux que nous avons relatés chez les adultes vont nous permettre d'apporter quelques conclusions.

1° Le diabète insipide hydrurique hystérique n'est point rare puisqu'en douze ans j'ai pu en rencontrer 6 ou 7 cas.

2° Ce diabète est, le plus souvent, à mon avis, *d'origine hystérique*. Chez tous les malades que j'ai présentés, aucun doute n'existe sur ce point. C'est l'hystérie qui était en cause.

3° Ce diabète hystérique peut exister en dehors de toute autre manifestation, sans qu'il existe de stigmates de la névrose, il serait alors *monosymptomatique*.

4° Le diabète hystérique n'a pas *la gravité* qu'ont voulu lui donner Trousseau et Roger, chez les enfants. D'après eux la mort devait survenir dans un délai qui ne dépassait pas 3 ou 4 ans. Or, nos petits malades font mentir cette assertion, car le premier a, pendant 9 ans (de 3 à 11) supporté vaillamment sa maladie. Il est aujourd'hui, ainsi que le second, du reste, un enfant, ou plutôt un jeune homme fort et vigoureux.

5° D'après Erhardt, qui a réuni dans un travail un certain nombre de cas de diabète hydrurique, la soif, ici, serait moins ardente que chez les diabétiques sucrés. Or, nous avons vu qu'un de nos petits malades buvait des eaux grasses, et aurait bu son urine si on ne l'avait empêché.

6° Toujours d'après Erhardt, *l'urée* serait rendue dans la journée en quantité normale et il y aurait augmentation de chlorure, ce serait une chlorurie. Toutes les analyses que j'ai fait pratiquer sur mes diabétiques insipides m'ont donné des résultats absolument contraires.

L'urée est *diminuée* de moitié environ en 24 heures ainsi que les chlorures.

Nous pourrions donc appeler ce diabète hydrurique hystérique, un diabète *Hypochlorurique* et *Hypoazoturique.*

Peut-être faut-il voir dans cette diminution du résidu solide 22 à 25 grammes au lieu de 60 à 65, chiffre normal en 24 heures, l'explication d'une santé maintenue excellente, malgré une affection considérée par beaucoup comme grave, et chez les enfants comme mortelle.

Le traitement de choix est évidemment la psychothérapie.

Observation XXXXIV. — Contracture hystérique. — Enfant de 26 mois. — Guérison en 5 jours. — Aphonie un an après. — Guérison en 3 jours. — Hérédité.

Subitement, en pleine santé, l'enfant est pris de raideur de tout le tronc, la tête est projetée en arrière, le malade s'avance en opisthotonos. Impossible de lui tourner la tête, de la ramener en avant. A part cette déformation, cette contracture, la santé de l'enfant est parfaite. Pas de fièvre et excellent appétit. Pas de convulsions.

Quel diagnostic devais-je porter? On pensait à une méningite. Mais j'examinai vite ce diagnostic. Et par exclusion, j'arrivai à faire de cette contracture, une contracture hystérique chez un enfant de 26 mois. Au bout de cinq jours, la guérison survint.

Un an après, aphonie subite. C'était plus que de l'enrouement. La mère crut au croup; on m'appela au milieu de la nuit. Je diagnostiquai : aphonie hystérique. Je revins trois jours après et, par le commandement, je lui redonnai subitement la voix.

Observation XXXXIV ***bis.*** **— Contracture des muscles de la nuque chez un enfant de trois ans. — Six jours après paralysie du bras gauche. — Guérison.**

RÉSUMÉ. — Même contracture que dans le cas précédent, contracture survenant subitement, l'enfant étant en bonne santé. Cette contracture dura trois jours. Six jours après, le bras gauche est paralysé, puis, survient une parésie des deux jambes. — Guérison rapide de la parésie des jambes. — Guérison de la paralysie du bras au bout de 22 jours.

Le diagnostic, au début de la paralysie aurait pu m'embarrasser, s'il n'y avait pas déjà eu cette contracture qu'il était difficile de rattacher à autre chose qu'à l'hystérie. J'éloignai alors la polyomyélite antérieure, d'autant plus que j'avais chez mon petit malade des troubles de la sensibilité, la conservation des reflexes, une réaction normale sous les courants faradiques. Je devais éloigner également l'idée de tubercules méningés, la santé de l'enfant était parfaite.

La névrose avait créé, à elle seule, et la contracture et les paralysies.

Tout ce petit drame pathologique avait pris fin au bout de trois semaines.

Observation XXXXV. — Pseudo-méningites hystériques.

Je pourrai citer six cas très nets de pseudo-méningites hystériques, je me bornerai donc à donner le schéma des observations, qui d'ailleurs n'offriraient pas grand intérêt.

Premier Cas. — C'est un cas de pseudo-méningite hystéro-traumatique, je l'ai cité antérieurement.

Deuxième Cas. — Enfant de deux ans, à hérédité accumulée, tombe subitement dans le coma, pas de sensibilité, pas de réaction, raie méningitique, pupilles dilatées, par des convulsions. Le réveil se fait au bout de quinze jours seulement, la voix ne reparaît qu'au bout de six semaines.

Troisième Cas. — Pseudo méningite à répétition, 8 ans, 10 ans, 14 ans. — J'ai été témoin du troisième accident, c'est d'abord une perte de connaissance complète, des vomissements continuels, une suppression des selles, le ventre est rétracté. Pouls très rapide 140 à 160, T° en désaccord avec le pouls, 37. Tache cérébrale existe. Contracture du cou, cris hydrencéphaliques de l'enfant : « oh! ma tête! ma tête! »

N'est-ce pas le tableau de la méningite vraie ? Je ne fus rassuré que lorsque la mère m'eut dit que sa fillette avait déjà présenté à l'âge de 8 ans ces mêmes manifestations. Le médecin avait dit « méningite ». Cette méningite qui avait si bien guéri fut pour moi une méningite hystérique, et cet accident, identique au premier, serait également un accident hystérique. Au bout de deux jours tout avait cessé, et, sans convalescence, l'enfant se remit à jouer. A 14 ans, nouvelle crise de pseudo-méningite. Mêmes symptômes, même guérison.

Quatrième Cas. — Pseudo-méningite chez un petit garçon de trois ans. A six ans, hémiplégie nettement hystérique que je fais disparaître par la persuasion.

Cinquième Cas. — Pseudo-méningite chez une fillette de sept ans. Guérison au bout de dix jours.

Dans ces deux cas, nous trouvons les symptômes ordinaires de la méningite, et la guérison survient sans convalescence.

Observation XXXXVI. — Tic hystérique chez un dégénéré.

Ce jeune homme de 13 ans est un fils de névropathes. La mère a des phobies et du délire de persécutions. Lui-même a copié les phobies de sa mère, peur des chevaux, peur des bœufs. Il est depuis plusieurs mois pris d'un tic des yeux, et de la bouche, que j'ai dû rattacher à l'hystérie, puisque par la psychothérapie, en quelques jours, j'ai pu le faire disparaître. Il n'en fut pas de même de ces phobies qui, dues à la dégénérescence mentale ont persisté.

Nous connaissons le tic chronique des dégénérés, qui est incurable. Le tic hystérique, à l'inverse de celui-là, est essentiellement curable, ainsi que nous avons pu en juger.

Considérations tirées de cette revue clinique

Maintenant que nous avons passé en revue toutes ces nombreuses manifestations de l'hystérie chez nos paysans, il nous sera permis de présenter quelques réflexions que nous aura suggérées cette étude clinique, faite au chevet des malades. Car, toutes ces observations sont absolument personnelles, elles sont la récapitulation des notes recueillies pendant mon long séjour au milieu de mes paysans.

Qu'est-ce que l'hystérie ?

Qu'est-ce que cette névrose dont on connaît si bien les multiples manifestations, mais dont on connaît jusqu'ici si mal la nature, l'essence. Je vais essayer de la définir.

Quand on voit comment se produisent les phénomènes que l'on qualifie d'hystériques, quand on voit comment ils disparaissent, comment on les fait disparaître, on est bien obligé d'admettre que c'est la persuasion, si l'on cherche bien, qui est à la tête et à la fin de tous les phénomènes, du moins des phénomènes dénommés primitifs. Et si parfois, pour une raison ou pour une autre, il est impossible de la retrouver, il ne s'en suit pas qu'elle ne doive quand même exister. Prenons un exemple au hasard : l'accident hystérique consécutif à un traumatisme opératoire. On a coutume de dire, comme pour les psychoses post opératoires, c'est le choc qui a provoqué le phénomène. Or, si l'on prend la peine de bien interroger le malade, on voit que dans l'hystérie, c'est bien plutôt l'idée, la persuasion qui le produit, que le choc en lui-même.

Je prends le cas de ma malade à qui le médecin avait appliqué le forceps. A cause de ses tractions répétées, la malade s'imagine, s'autosuggestionne, « se persuade » ayant entendu des craquements, qu'on lui a brisé quelque chose dans le ventre, que, par conséquent, elle ne pourra plus se lever, ni marcher, et elle s'autosuggestionne, se persuade le phénomène : paralysie. Elle s'est trouvée paralysée. — L'autre malade à qui on avait fait l'opération de salpingite, a souffert, une fois sortie de son réveil chloroformique, a souffert de la plaie, souffert de la région abdominale. Elle « se persuade » aussitôt que l'opération était mal faite, qu'elle continuerait de souffrir comme avant l'opération, qu'elle ne pourrait marcher à cause des douleurs. Aux douleurs dues à la lésion, elle a substitué la douleur et l'impotence psychiques, et pendant six ans on la verra garder la chaise longue jusqu'à ce que « par la persuasion » j'ai pu supprimer douleurs et parésie. Ainsi, c'est la suggestion ou l'autosuggestion qui crée et c'est *la persuasion* qui efface.

Même ce que l'on est convenu d'appeler les stigmates de la névrose, c'est très souvent le médecin qui inconsciemment les crée, en faisant l'examen du malade. J'en ai maintes fois fait l'expérience. On persuade à une hystérique, toujours ennuyée quand on lui chatouille la gorge, qu'elle ne sentira rien, et on constate l'absence de reflexe. Si on ne lui fait aucune persuasion ou si on lui fait « une persuasion inverse » en lui disant qu'étant mieux elle sera sensible de la gorge on sera surpris souvent de retrouver le reflexe qui, la veille, était absent.

L'attribut essentiel, celui qui caractérise véritablement l'accident hystérique, c'est qu'il est susceptible d'être reproduit par le commandement, par la suggestion. Voilà une monoplégie brachiale que je supprime par la persuasion, j'aurai la faculté de la faire renaître par la suggestion. C'est là la paralysie hystérique.

On pourra objecter que si les principaux accidents de l'hystérie, ceux que Babinski a appelé les *accidents primitifs*, tels que paralysies, contractures, anesthésie, ont les attributs que je viens d'indiquer, il n'en peut pas être de même des *accidents secondaires*, les atrophies musculaires hystériques, par exemple.

Cette observation est juste. Il est évident qu'on ne peut provoquer de toutes pièces, par la suggestion, une atrophie de ce genre, sans passer par un intermédiaire qui est, dans l'espèce, la paralysie ou la contracture. Les accidents secondaires offriront ce caractère qu'ils sont étroitement subordonnés, liés aux troubles primitifs; ils en sont la conséquence directe. Mais j'estime que ceci ne vient en rien infirmer la conception que nous avons de l'hystérie et de ses accidents.

Aussi, pour résumer la question, je dirai avec Babinski,

maintenant qu'on a bien caractérisé l'accident, que *l'hystérie*, sans manifestations, par conséquent, *l'hystérie, pure abstraction, est un état d'esprit particulier, apte à présenter des phénomènes ayant comme attributs de pouvoir être reproduits par suggestion et d'être effacés par persuasion.*

Et si par habitude, par routine, on n'aimait pas autant à persister dans les vieux errements, en laissant subsister des appellations, des termes qui ne signifient rien, qui prêtent même à une confusion regrettable, on rayerait bien vite de la langue médicale, le mot hystérie, et on y substituerait un terme qui aurait au moins l'avantage de donner une idée vraie de ce qu'est réellement la névrose.

Nous basant sur le mode de production et le mode de terminaison des accidents de l'hystérie, songeant au rôle que joue chez l'hystérique la persuasion qui non seulement efface l'accident mais demeure l'intermédiaire nécessaire, à mon sens, entre la suggestion de l'accident et la création de l'accident commandé, nous sommes autorisé à dire que cette névrose est vraiment *la maladie de la persuasion*.

Et l'idée émise récemment par Babinski de substituer au mot hystérie, le terme *Pytiatisme*, du grec Πγθος, persuasion, je la trouve juste et je l'appuie.

Étiologie

Je ne passerai pas en revue toutes les causes susceptibles de faire apparaître l'hystérie chez le paysan. Ce sont les mêmes causes que l'on voit signalées dans tous les traités classiques de l'hystérie. J'insisterai cependant sur le rôle vraiment prépondérant, primordial de l'hérédité, soit similaire, soit dissemblable. A la tête de toutes les observations de mes paysans hystériques, nous la retrouvons. C'est donc bien là le facteur qui distance de très loin tous les autres facteurs. J'étais bien placé pour pouvoir apporter sur cette question importante une saine appréciation. Je connaissais, de vieille date, non seulement tous mes malades, mais tous les membres de la famille, et je n'avais guère besoin de ces renseignements qu'on vous sert habituellement, renseignements trop souvent faux ou incomplets. Ainsi, pour le public, quelqu'un qui n'a pas présenté d'accidents nerveux n'est pas un névropathe. Voilà toute la valeur des renseignements que l'on recueille, soit à l'hôpital, soit près des malades des villes, dont le médecin ignore la famille, les antécédents familiaux. Dès lors, si dans ces conditions, on ne trouve pas l'hérédité, il ne s'ensuit pas qu'elle n'existe point. Ayant vu peut-être un millier de paysans hystériques, et, ayant toujours rencontré l'hérédité nerveuse, ne suis-je pas autorisé à conclure qu'elle existe toujours? J'admettrai néanmoins que l'hérédité alcoolique chez les ascendants est capable, à elle seule, d'engendrer l'hystérie chez les descendants. Donc, à mon avis, on serait hystérique, parce que *l'hérédité nerveuse*, quelquefois *l'hérédité alcoolique* nous a fait naître hystérique.

Dès lors, toutes les causes que l'on a coutume de rencontrer, au chapitre *Étiologie*, ne sont pas des causes productrices de l'hystérie, mais des causes simplement occasionnelles, des accidents d'une hystérie qui sommeille, qui n'a pas encore paru au grand jour. On trouvera peut-être que je vais un peu loin dans cette voie de l'hérédité, que je suis trop exclusif, mais outre que cette affirmation se base sur l'étude de cas extrêmement nombreux, cette affirmation s'accorde bien avec l'idée, la conception que je me suis faite de l'hystérie : *qu'on ne devient pas hystérique, qu'on l'est à la naissance.*

Il ne s'en suit pas cependant qu'on doive prêter peu d'attention à toutes les causes occasionnelles, aux causes provocatrices des accidents, puisque, sans elles, nombre d'hystériques n'auraient jamais eu à souffrir de leur névrose, n'auraient jamais su qu'ils étaient porteurs d'une affection dissimulée.

Dans ces causes nous avons trouvé, chez nos paysans, et par ordre de fréquence : la *contagion*, et, par contagion nous entendons *l'imitation* non seulement d'une affection similaire, mais de maladies étrangères à l'hystérie ; les *traumatismes* opératoires ou accidentels ; les *émotions* vives, sorte de traumatisme moral ; les *infections*, les *intoxications*, les *auto-intoxications*, *l'helminthiase*, la *dentition*. Nous ajouterons encore l'*éducation mal comprise*, les terreurs causées dans ces âmes d'enfants naïfs par les récits empruntés à la sorcellerie. Nous avons vu souvent ces différentes causes représentées à l'origine des accidents hystériques de nos paysans.

Symptomatologie

Dans cette revue clinique, c'est un peu toute la série des manifestations de l'hystérie que nous avons vu représenter avec certaines particularités signalées ailleurs, et sur lesquelles nous ne reviendrons pas.

Nous avons rencontré, en effet, quoique très rarement, vu le nombre de nos hystériques, *la forme convulsive généralisée* à grandes attaques, observations V-XXXIV, observation XXXX; *crises de somnambulisme*, observation XXXXII (*bis*).

Nous avons vu :

Les accidents convulsifs localisés (chorée, observations XXXXI-XXXXII ; tremblement, observation VI ; tic hystérique, observation XXXXVI ; contractures, véritable spasme continu, observation IX).

La forme non convulsive extrêmement fréquente chez les paysans.

Paralysies variées (hémiplégie, observation XIX ; monoplégie, observations XIV-XXXV ; paraplégie, observations X-XVI-XXXIII-XXXVI ; astasie, abasie, observations I-XXIII).

Les troubles sensitifs (anesthésie, analgésie, thermoanesthésie hémilatérale, en ilots, en manchettes, observation XII ; hyperesthésie à la peau, observation XXXIX ; aux muqueuses, viscères, aux articulations, arthralgie, observation II).

Les troubles sensoriels (perte du goût, de l'odorat, observation XXVI ; perte de l'ouie, de la vue, observation XXXIII).

Nous avons noté également la perversion du goût et de l'odorat qui, bien que considérée comme stigmate de dégénérescence, peut être parfois un syndrome hystérique, observation XXIV, puisque par suggestion il est possible de la produire.

Les troubles circulatoires et trophiques (érythème, urticaire, dermographisme, observation XXIX; taches jaunes ecchymotiques, gangrène, asphyxie locale des extrémités, observation XXVII; sudorrhée, observation XXVIII; épistaxis, observation XVI (*bis*).

Les troubles digestifs (œsophagisme, observation XXIII; vomissements incoercibles avec ou sans grossesse, observations III-IV-XXI-XXII; anorexie, observations XXIII-XXXIX; hématémèse, constipation, diarrhée, tympanisme).

Les troubles de l'appareil respiratoire (laryngite, aphonie, observations XIV-XXIII-XXIV; observation XXXVII; spasme respiratoire, toux, observation XVIII; hoquet, observation XXIX; baillement, éternuement, bégaiement, aboiement, observation XXXX; dyspnée, asthme hystérique, observation XI; hémoptysies, observation XVIII).

Les troubles cardiaques (palpitations, tachycardie, arythmie).

Les troubles de l'appareil urinaire (polyurie, observations XIII-XXVIII XXXXIII; anurie, incontinence, rétention d'urine).

Les troubles des appareils génitaux (vaginisme, hypéresthésie testiculaire).

Les troubles psychiques (anomalies de caractère, bizarreries, esprit de mensonge, altération des sentiments affectifs, suggestibilité excessive, aprosexie, amnésie, agoraphobie, claustrophobie, observation XXVI ; aboulie. Ces trois derniers caractères qui sont l'apanage de la dégénérescence mentale peuvent être, quoique rarement, des syndromes purement hystériques. Parfois délire maniaque hallucinatoire.

Enfin nous avons noté de nombreux cas qui simulent les affections organiques intéressant :

Les articulations (cette épidémie, si curieuse, de pseudo-coxalgie de St-Fulgent, observation II).

Les organes respiratoires (cette pseudo-tuberculose guérie à Lourdes, observation XVIII).

Les organes digestifs et leurs annexes (fausse tumeur de l'estomac, pseudo-appendicite dont l'une a été opérée, observation VII).

Les organes génitaux (une pseudo-salpingite, observation VIII ; fausse grossesse, observation XXX).

Les méninges (pseudo-méningites, observations XXXVIII-XXXXV).

Le cerveau et le bulbe (coma apoplectique, observations XV-XX ; hémiplégie avec troubles aphasiques observation XX ;

pseudo-paralysie labio-glosso-laryngée, observation XXXII).

La moelle (pseudo ataxie). Observation XXXI.

Les maladies générales (pseudo-fièvre intermittente à chaque nouvelle lune, observation XVIII) ; pseudo-paralysie toxique, malade imitant la paralysie post infectieuse de son frère, observation XXXIII).

Il est assez curieux de constater que dans un espace relativement très restreint, pendant un laps de temps également limité, j'ai pu voir se dérouler sous mes yeux, chez mes paysans, une variété d'accidents telle qu'il faudrait y ajouter bien peu de choses pour avoir le tableau complet de l'hystérie, ainsi que nous avons pu en juger.

Diagnostic

Quand je veux savoir si mon malade est hystérique, voici comment je procède depuis quelques années, depuis que j'ai bien compris l'influence de la persuasion sur tous les phénomènes de la névrose, même sur ce que l'on est convenu d'appeler les *stigmates*.

Je chatouille l'épiglotte avec un des deux instruments dont je suis toujours muni : tige de bois et tige de verre. Si avec la tige de bois, je constate l'absence du réflexe nauséeux, ce qui n'implique pas nécessairement l'état hystérique, je prends ensuite la tige de verre, et je déclare au malade que ce second instrument provoquera quelques nausées ; neuf fois sur dix, si c'est un hystérique, l'expérience réussit.

Si un autre malade présente, au contraire, le réflexe nauséeux au premier attouchement, ce qui n'élimine pas, on le sait, l'hystérie, j'arriverai le plus souvent à le lui supprimer dans un second attouchement, s'il a la maladie de la persuasion, c'est-à-dire s'il est hystérique.

Cette constatation, je l'ai faite chez mes paysans. Voilà donc, d'après moi, un bon élément de diagnostic.

Malgré cela, on a raison de dire que le diagnostic de la névrose est souvent difficile, que souvent l'hystérie nous échappe. Les raisons en sont multiples.

Nous avons pu constater que l'hystérie se plaisait à simuler toutes les maladies, les affections médullaires, les affections cérébrales, la méningite, l'appendicite, la coxalgie, le diabète, les paralysies dues aux intoxications, etc., elle peut, en réalité, nous offrir la représentation de presque toute la pathologie Et c'est, dès lors, parfois fort délicat d'établir un diagnostic ferme, précis, lorsqu'on se trouve — ce qui n'est point rare — en présence d'un accident monosymptomatique qui est la copie d'une affection organique.

Il y a aussi ces associations de l'hystérie aux affections organiques, qui viennent encore compliquer la situation, grossir les difficultés. Par suite de ce mélange ressortant de deux maladies distinctes, on croit — oubliant l'hystérie — qu'on a devant soi, une affection mal cataloguée, quand ce n'est simplement que de l'hystérie mêlée à une affection organique banale, et il faut un examen sévère, approfondi, pour dissocier ces complexus morbides et donner à chacun des éléments qui les constituent, la part qui lui est propre. Je me rappelle une jeune paysanne atteinte de myopathie primitive (type Erb) mais présentant des symptômes très bizarres, cadrant fort peu avec cette affection, et je me demandais à quelle sorte de myopathie je pouvais bien avoir affaire. Tout s'éclaira quand j'eus démasqué l'hystérie qui y était associée.

Pour toutes ces raisons, c'est peut-être la maladie qui mérite le plus d'être bien connue, précisément parce qu'elle est susceptible d'imiter tout, de se glisser partout, de se mêler à tout : aux maladies les plus diverses et d'une façon si intime qu'elle déroutera, si l'on n'y prend garde, le flair le plus fin, le mieux exercé.

Cette difficulté déjà si grande chez l'adulte s'accroît encore chez l'enfant, — car l'interrogatoire du petit malade est toujours fort incomplet, les questions posées, mal comprises, les réponses, par conséquent, sont le plus souvent sans valeur. Le petit paysan surtout, très impressionné par la vue d'un étranger — il en voit si rarement — par la vue du médecin dira oui ou non suivant l'impression du moment, ou ne répondra pas. Il est donc impossible de démêler la vérité dans un interrogatoire aussi confus, aussi contradictoire, ou aussi silencieux.

Il y a également la recherche des stigmates qui est, chez lui, fort difficile, souvent impossible. Le bébé peut avoir des troubles de la sensibilité générale et spéciale, sans qu'il nous soit possible de les apprécier. L'anesthésie pharyngée existerait-elle, que l'enfant, par peur, sera secoué, s'agitera comme si la région buccale et pharyngée était extrêmement sensible. Pour les zônes hystérogènes, croira-t-on qu'il existe un point douloureux sur telle partie du corps, parce que l'enfant aura crié, lorsqu'on l'aura touché? Mais il suffit qu'il voie le médecin faire ses recherches pour pousser des cris au moindre contact, quand bien même le point touché serait insensible. Et les troubles visuels, achromatopsie, dyschromatopsie, rétrécissement du champ visuel, il ne faut pas songer à les démasquer chez l'enfant.

Du reste, à mon avis, les stigmates, chez l'enfant, existent si peu, qu'il n'y a guère lieu de s'en préoccuper.

On n'a donc, devant soi, chez l'enfant, le plus souvent qu'un seul syndrome, et c'est sur ce syndrome qu'il faut tabler pour fixer son diagnostic. Je sais bien, qu'on aura pour s'aider, les antécédents héréditaires qui manquent très rarement dans l'hystérie, je préfère dire : jamais.

Je sais encore qu'il y a les antécédents personnels révélant, dans le passé, quelques manifestations franchement hystériques. Malgré cela, comme le doute s'impose en bien des circonstances ! Que de réserves on est obligé de faire ! L'avenir vient seul, très souvent, éclairer le diagnostic, nous permettre de poser sur tel phénomène présenté, sa véritable étiquette. On a pu voir, en effet, en parcourant mes observations, que c'est fréquemment le mode d'évolution, que ce sont parfois les accidents ultérieurs qui ont pu me fixer sur les accidents primitifs. Tout d'abord je pouvais prononcer le mot : hystérie, mais je sentais mon diagnostic fort discutable. Sydenham a bien dit : « lorsque j'ai examiné un « malade et que je ne trouve rien se rapportant à une mala- « die quelconque, je déclare que c'est de l'hystérie ». Je pense néanmoins que l'hystérie monosymptomatique — qui n'est point rare — ne doit être portée qu'à bon escient.

Ainsi quand on se trouve en présence d'un petit malade que l'on suppose atteint de la névrose, il faut le suivre de très près, l'examiner scrupuleusement; interroger l'entourage sur les antécédents héréditaires et personnels, étudier le mode de début du phénomène, les circonstances qui l'ont accompagné, et si malgré cette étude attentive, le diagnostic ne semble pas d'une certitude absolue, la prudence commande aux médecins les plus grandes réserves, sans cela ils s'exposeraient à de graves mécomptes en annonçant une guérison qui ne viendra jamais ou inversement en affirmant l'incurabilité, quand ce n'est qu'une manifestation hystérique, manifestation tenace parfois, mais qui cèdera toujours avec une psychothérapie bien faite.

Pronostic

L'hystérie a un pronostic toujours sérieux, car si les manifestations de la névrose sont ordinairement très faciles à faire disparaître surtout chez les paysans, les récidives sont fréquentes, et elles s'expliquent, puisqu'à mon sens, le malade, guéri d'une paralysie, d'une contracture, ou de tout autre accident de l'hystérie, n'en reste pas moins en puissance de la névrose. J'ai étudié les stigmates chez beaucoup de malades que j'avais guéris de leurs accidents ; j'ai trouvé le plus souvent la persistance de ces mêmes stigmates, la persistance du rétrécissement concentrique du champ visuel, par exemple, la persistance de l'abolition du reflexe pharyngien etc. Donc l'hystérique est guéri de son accident; il n'est pas guéri de son hystérie — il reste toujours le malade chez qui l'on peut « par la persuasion » créer un nouveau phénomène hystérique. Il demeure avec « sa maladie de la persuasion ». Et ce n'est pas là une simple vue de l'esprit, c'est une opinion qui s'appuie sur des faits, sur de multiples expériences.

Les accidents de l'hystérie chez l'enfant sont-ils plus facilement curables que ceux de l'adulte et de l'âge mur?

L'hystérie, dit Ollivier, « reconnue dans les premières « années de la vie est plus facile à combattre qu'à tout autre « âge, parce qu'on est plus rapproché du début de la mala- « die. Lorsqu'on voit les premiers accidents, qu'on ne s'en « préoccupe pas, qu'on les laisse marcher, cette hystérie « deviendra extrêmement rebelle et prendra les caractères « d'une véritable névrose constitutionnelle ».

La conclusion est donc, d'après Ollivier, qu'elle serait moins grave chez l'enfant que chez l'adulte.

A mon avis, cette bénignité dans le pronostic est fort contestable. Peut-être cette appréciation résulterait-elle de ce que l'on a rangé parfois dans l'hystérie certaines manifestations qui pouvaient avoir simplement quelques analogies avec elle, l'éclampsie infantile, par exemple. Ces manifestations disparaissant pour toujours, on est alors porté à croire que l'hystérie de l'enfance est plus aisément curable.

Si je dois m'appuyer sur mon expérience personnelle, j'admettrai évidemment que les accidents hystériques de l'enfance sont fort peu tenaces, mais je suis obligé d'admettre qu'ils se reproduisent avec une telle facilité, sous une forme ou sous une autre, que je dois considérer comme sombre l'avenir d'un jeune enfant à hystérie bien confirmée.

Il est vrai que le traitement du jeune hystérique à la campagne est très défectueux, et que j'étais peut-être assez mal placé pour établir une juste appréciation d'après les résultats obtenus. Les résultats immédiats, nous avons pu le voir, étaient parfaits, faciles, les résultats lointains étaient moins brillants; la famille, l'entourage, aidant à la reproduction du phénomène.

Il existe une forme d'hystérie, tant chez l'enfant que chez l'adulte qui est toujours grave. C'est la forme convulsive. C'était un jeu, ai-je dit, d'enlever par la persuasion une paralysie, un tremblement etc. Quant aux crises convulsives elles résistent très souvent à la thérapeutique. Assurément il y a des exceptions heureuses — tel le cas de cet enfant à crises singulières d'hystérie, simulant l'épilepsie, mais c'est une exception. Même avec l'isolement, dans mon sanatorium, cette hystérie convulsive est toujours extrêmement rebelle.

Traitement

Je parlerai ici du traitement de l'hystérie, à la campagne, dans la famille.

Pour les hystériques adultes quand l'affection, ou plutôt quand les accidents sont récents, la psychothérapie simple, même sans l'isolement du malade, supprime très aisément les phénomènes hystériques : paralysies, contractures, aphonie, tremblement etc. Je ferai des réserves seulement pour les accidents convulsifs généralisés.

Cette psychothérapie, on la fait de cent façons : Bleu de méthylène, courants électriques, douches statiques, massages etc. Tout est bon, pourvu que le commandement très impératif, « la persuasion » soit là, affirmant que la paralysie disparaît, la contracture cesse, la voix revient, etc. Si, dans le commandement, on émet quelques doutes, on fait quelques restrictions, comme la prudence semblerait devoir l'indiquer, on perd toute action sur le malade, et le phénomène hystérique persiste. Il vaut mieux, ai-je dit souvent, donner un verre d'eau colorée à une hystérique, en la persuadant que ce verre d'eau la guérira, que de lui servir la meilleure drogue de l'arsenal pharmaceutique, sans lui donner l'assurance formelle de la guérison. Le médicament n'est rien, par lui-même, c'est l'idée, que le malade y attache, qui est tout. Il faut donner la foi à l'hystérique, la guérison en dépend. Et, si cette guérison est très aisée chez le paysan, c'est précisément parce que cet être primitif accepte avec la plus grande confiance tout ce que l'on veut bien lui dire et lui promettre au point de vue : guérison. C'est pour cette raison que les sorciers, ces médecins de village, ont des succès parfois si retentissants. Ils savent faire une excellente persuasion, une parfaite suggestion. Ils affirmeront la guérison avec un simple attouchement, une croix tracée sur la partie malade, un vulgaire et grossier massage. Si c'est un accident hystérique que, par hasard, ils ont devant eux, la guérison immédiate survient. Aussi, bien vite leur réputation grandit, et plus la valeur, la puissance qu'on leur accorde est considérable, plus grande est leur action sur cette catégorie de névropathes. Leur commandement sur le malade devient d'autant plus impérieux pour affirmer la guérison que, devant les succès inespérés qu'ils obtiennent, ils finissent par croire qu'ils possèdent réellement « un don ». Ils ne sont, du reste, pas obligés de savoir qu'ils font simplement de la psychothérapie et de la meilleure; qu'ils font, en face d'un hystérique, de la science sans le savoir. Tout cela indique bien que c'est la persuasion qui supprime les accidents hystériques. C'est la clef de la guérison.

Parfois dans les cas anciens, chez des malades qui ont épuisé toutes les médications, sans résultat, la simple persuasion peut ne pas suffire. Ces malades ont tant de fois entendu dire qu'ils étaient incurables qu'ils arrivent à se convaincre de leur incurabilité. Dès lors ils se défieront du médecin qui viendra leur affirmer la guérison, ils n'auront pas la foi, ils ne guériront pas. Dans ces cas rebelles, il faut recourir, sans crainte, à l'hypnose.

Je sais que depuis quelques temps on combat à outrance cette médication psychique, parce qu'on la trouve dangereuse, et, on la juge dangereuse, parce que l'on toucherait, dit-on, à la personnalité de l'individu, que l'on en fait un automate servile et inconscient.

Je répondrai que l'hypnose maniée par un médecin expérimenté et prudent, utilisée d'une façon discrète et dans des cas spéciaux ne mérite pas le mépris dont on veut bien l'accabler. Est-ce que j'aurai amoindri l'individu, au point de vue psychique, parce que j'aurai pendant quelques secondes, — deux ou trois minutes au plus — tenu endormi mon malade? Est-il bien sérieux ce reproche?

Que ceux qui s'insurgent, contre l'emploi raisonné de l'hypnotisme, viennent demander à ceux que l'on avait soignés en vain, que j'avais soignés en vain par les autres moyens, s'ils ont eu à souffrir en quoi que ce soit, du procédé, après leur guérison. Il leur répondra cet astasique abasique, pour ne citer que celui-là, que jamais il ne s'était mieux porté que depuis sa guérison subite, instantanée c'est-à-dire depuis huit ans. De fait jamais on ne me fera croire, que cinq minutes d'hypnose ait pu altérer, compromettre l'état psychique de ce malade. Il ne marchait pas depuis quatre ans, il aurait fort bien pu ne jamais marcher, et il marche, il travaille, dirige sa ferme : Voilà le fait brutal, contre lequel viennent se heurter toutes les indignations de confrères systématiquement hostiles à ce traitement.

Ainsi dans des cas analogues à celui-là, où l'accident a résisté à toutes les médications, où le malade est persuadé qu'il ne peut pas guérir, que dès lors, on ne peut amener chez lui par la simple persuasion cette foi qu'il n'a pas, si nécessaire pour la cure, on ne doit pas hésiter à employer l'hypnotisme ; car, dans cet état d'hypnose, on trouve un cerveau plus malléable, recevant plus aisément les impressions, obéissant avec docilité à la persuasion. Et l'on obtiendra des résultats surprenants. Les inconvénients de l'hypnose, s'il en existe, ce que je conteste lorsqu'on sait en doser l'emploi, sont largement compensés par les avantages sérieux que l'on en retire.

On fait également ce reproche : par la suggestion hypnotique, on guérit l'accident, on ne guérit pas l'hystérie.

A cela, je répondrai, que c'est déjà très précieux de débarrasser une malade d'une manifestation gênante, de faire marcher, parler qui ne marchait, ni ne parlait depuis longtemps. On reste toujours hystérique. Eh bien, je l'admets. Mais je poserai à mon tour cette question : Est-on bien sûr que par le traitement moral, par l'isolement on arrive à un autre résultat ? Je le conteste. Dans un cas, comme dans l'autre, quelque soit le procédé de guérison employé, on garde sa névrose, on garde son état hystérique, si on n'en souffre pas. — Dans l'état actuel de la science, osera t-on dire que dans l'épilepsie essentielle on cesse d'être épileptique, parce qu'on n'a plus de crises? Avec plus de raison encore, je prétendrai qu'*on guérit les accidents de l'hystérie, qu'on ne guérit pas l'hystérie*. Le malade reste en puissance de sa névrose. Une cause occasionnelle survient-elle ? Voilà la névrose endormie qui sortira de son sommeil et reparaîtra avec les mêmes manifestations. Je pourrais citer plusieurs paysannes à qui, par la persuasion, j'avais supprimé tel ou tel accident de l'hystérie et qui jouissaient d'une santé, en apparence, florissante. Chez ces malades, je me suis livré à certaines expériences assez démonstratives, je leur donnais à volonté, par le commandement, une paralysie, ou une contracture du bras, ce qui indiquait bien qu'ils étaient toujours en état d'hystérie, qu'ils conservaient « *la maladie de la persuasion* ». Ces malades pourtant étaient considérées, et se considéraient comme guéries, ne souffrant plus depuis longtemps, ne souffrant plus depuis la disparition de leurs accidents. Et ce sont des malades chez qui je n'ai jamais employé l'hypnose, mais simplement la psychothérapie.

Pour en finir avec cette question de l'hypnotisme, comme traitement de l'hystérie on ne doit donc pas, à mon sens, en condamner l'emploi d'une façon systématique. Dans certains cas, que je crois avoir suffisamment définis, on peut l'utiliser sans craintes, il rendra d'incontestables services au médecin et au malade. Il suffit d'ailleurs, pour s'en convaincre de parcourir la longue liste de mes observations.

Mais qu'on ne vienne pas, comme certains, l'employer en toutes circonstances, chez tous les hystériques, sans distinction d'âge, dans la neurasthénie ou dans les autres névroses, dans les vésanies. Il est vrai que dans ces dernières affections que je viens d'énumérer on n'obtiendra jamais le sommeil, à moins qu'il y ait association d'hystérie. Et ce sont certainement ces hypnotiseurs à outrance qui ont contribué à jeter le discrédit sur une méthode qui n'a pas lieu d'être bannie. L'hystérie voilà son domaine, l'hypnotisme n'en a pas d'autres. Si certains médecins ont cru avoir amélioré, par l'hypnose, des neurasthéniques, des mentaux, voire même des ataxiques, des parkinsonniens, c'est qu'ils ont oublié qu'ils avaient simplement soulagé ces malades en les débarrassant de phénomènes hystériques surajoutés aux accidents primordiaux. D'ailleurs l'hypnotisme étant un phénomène hystérique ne peut être obtenu que chez l'hystérique.

J'ai parlé jusqu'ici de l'emploi de l'hypnotisme dans l'hystérie virile. Chez l'enfant doit-on l'utiliser? Et si on l'utilise, quelle est son efficacité? J'ai répondu à ces deux questions au congrès de Toulouse. On sera contraint d'y avoir recours dans des cas extrêmement rares, les enfants, plus encore que les adultes, obéissant avec une docilité surprenante à la simple persuasion. Nous avons pu voir, du reste, au chapitre de l'hystérie infantile, que deux ou trois fois seulement j'ai cru devoir l'employer. Chez l'adulte, son emploi nécessaire est rare, chez l'enfant ce sera une exception.

Charcot, dès son époque, insistait sur l'isolement dans le traitement de l'hystérie de l'enfance. Il est certain qu'ainsi isolé, le jeune hystérique se trouverait dans des conditions meilleures pour voir vite s'effacer les accidents de la névrose, et améliorer son état hystérique. Combien de manifestations sont dues à la mauvaise direction imprimée par la famille à l'instruction et à l'éducation des enfants, elle se charge souvent, cette famille, d'entretenir le mal, quand elle ne le crée pas de toutes pièces. Cette observation est surtout vraie dans le milieu campagnard. Malheureusement cet isolement tant vanté, si justement préconisé, n'est guère un traitement pratique. Je dirai même qu'à la campagne, il n'y faut pas songer, on se heurterait le plus souvent, à la résistance énergique des parents.

Prophylaxie

Guérir les accidents de l'hystérie, c'est bien ; les prévenir, vaut mieux. Je dirai plus : ce n'est pas tant les accidents qu'il faut prévenir, c'est le terrain où viendront éclore les accidents.

Que doit-on faire pour essayer d'enrayer les ravages causés par l'hystérie chez les paysans ? La connaissance exacte que nous avons maintenant de cette névrose, et l'examen des nombreux cas que nous venons de mentionner nous tracent la voie. C'est dans l'hygiène physique, et plus encore dans l'hygiène morale que nous trouverons la réponse à cette question.

Aux parents l'on dira : pas d'ivresse, et surtout pas d'accouplements pendant l'ivresse, ne vous exposez pas ainsi à faire des enfants qui seront susceptibles, dès leur entrée dans la vie, de subir les conséquences fâcheuses de vos excès.

Pas de ces mariages consanguins que pour de multiples raisons, vous recherchez, et cela pour le malheur de votre progéniture, surtout pas de mariages consanguins avec des entachés de nervosisme, ce serait encore accumuler ce nervosisme, le grandir chez vos enfants.

Et pour vous une meilleure hygiène du corps, afin d'éviter autant que possible les infections et les auto-intoxications, source de psychonévroses pour vous et la descendance.

A vos enfants donnez une meilleure hygiène morale. Au lieu de ces histoires fantasques terrifiantes et ridicules pour les intéresser, de bonnes leçons de choses qui les captiveront moins sans doute, mais qui feront pénétrer dans ces jeunes cerveaux des idées saines, ne venant pas les troubler, les surexciter pour en faire de précoces névropathes.

Responsabilité chez les hystériques

En rappelant, à toutes occasions, comme j'ai dû le faire, l'état de suggestibilité de tous ces paysans hystériques, leur aptitude si particulière à la persuasion, on est amené tout naturellement à poser la question si importante de la responsabilité chez ces malades.

Un hystérique est-il responsable? Si oui? Est-il entièrement responsable? N'aurait-il pas une responsabilité limitée? Et dans ce cas où l'on admettrait la responsabilité limitée, doit-on l'accepter dans toutes les périodes de la vie d'un hystérique?

Je répondrai très brièvement à ces questions. Au fait je ne ferai guère que reproduire mes conclusions d'un rapport sur une jeune paysanne hystérique, accusée d'avoir commis un vol et dont l'avocat voulait plaider l'irresponsabilité.

L'état hystérique crée « exceptionnellement » l'irresponsabilité complète : entraîne « quelquefois » la responsabilité limitée : permet « le plus souvent » la responsabilité entière.

C'est donc à l'expert d'apprécier, de juger l'état psychique dans lequel se trouve l'hystérique au moment de la perpétration de l'acte incriminé.

Ainsi, en thèse générale, l'hystérique sait ce qu'il fait, raisonne suffisamment son acte pour apprécier s'il est bon ou mauvais, il a la notion du bien et du mal; s'il commet une action mauvaise, il en est responsable, il est donc coupable. Voilà la règle.

Comme je l'ai dit, il y a des exceptions, car il faut faire des distinctions dans l'hystérie. En dehors de ceux dont les manifestations, quand elles se produisent, se concentrent surtout vers les membres, vers les organes digestifs, respiratoires, rénales etc., il y a ceux que j'appellerai « les cérébraux » dont les troubles intellectuels ou moraux dominent entièrement la scène pathologique. C'est dans cette catégorie d'hystériques que l'on trouvera une responsabilité limitée. Ces malades n'ont pas la capacité normale d'appréciation, de jugement et l'on doit en tenir compte, quand ces hystériques commettent un crime ou délit.

Il existe enfin quelques très rares hystériques à véritable délire maniaque, ou des hystériques à crise ambulatoire, accompagnée d'amnésie, de perte complète du souvenir de l'acte incriminé; ceux-là ont moins qu'une responsabilité limitée, ils sont entièrement irresponsables.

Mais il est bon d'ajouter que les hystériques purs, c'est-à-dire rien qu'hystériques sont loin d'être la règle. Très souvent ils sont en même temps des dégénérés, parfois des dégénérés avec idées obsédantes, impulsions, etc. Et ces hystériques kleptomanes, ces hystériques vicieux, ces hystériques impulsifs, violents, criminels ne seront pas kleptomanes vicieux, violents, criminels parce qu'hystériques, mais parce que dégénérés psychiques. Alors cette hystérie associée entrainera une responsabilité très limitée, ou une irresponsabilité complète, non à cause de l'état hystérique, mais à cause de cet état de dégénérescence qui crée les impulsions auxquelles ces malades ne peuvent aisément résister.

Une dernière question se pose : un hystérique, sans troubles mentaux d'aucune sorte, par conséquent responsable, peut-il sous l'influence d'une suggestion criminelle commettre des actes délictueux? Dans ce cas qu'elle est sa responsabilité?

Je répondrai à cette double question. Nous savons qu'il existe deux théories, deux écoles : l'une, l'école de Nancy, qui soutient que l'on peut, par la suggestion, pousser l'hystérique à commettre un crime. L'autre, l'école de la Salpêtrière qui prétend que malgré des suggestions répétées on ne parviendra jamais à annihiler à ce point la volonté, le libre arbitre que l'on puisse le déterminer, cet hystérique, à accomplir un acte qu'il réprouve.

Je serai éclectique; je ne serai ni avec l'école de Nancy, ni avec l'école de la Salpêtrière. J'admettrai, et en cela, je me sépare de l'école de la Salpêtrière, que par l'hypnotisme, par des séances très répétées on peut arriver à faire du sujet un instrument assez docile pour l'amener à commettre certains actes irréguliers, même des délits : mais que d'efforts successifs il lui faudra déployer à cet opérateur criminel ! Le malade résistera longtemps, son visage exprimera l'inquiétude, le trouble, la souffrance, montrant ainsi qu'il ne perd pas la conscience de l'acte commandé.

Or, si pour un simple petit acte irrégulier, un délit, sans grande importance, cet hystérique offre tant de résistances, que serait-ce si on lui commandait un crime? J'estime qu'il ne serait jamais possible d'y parvenir, malgré tout l'acharnement déployé par le criminel, la volonté n'étant pas annihilée, mais simplement amoindrie chez le sujet.

Donc, si un crime est commis, si l'auteur est un hystérique, on n'a pas le droit de soutenir, comme on l'a fait à Nancy, que ce malade est irresponsable, de ce seul fait qu'un criminel aurait pu l'endormir pour lui suggérer le crime. S'il a commis l'acte, c'est qu'il a obéi à ses instincts mauvais, pervers, et non à une suggestion étrangère. Il est responsable dans la mesure que j'ai indiquée plus haut.

CHAPITRE II

La Neurasthénie chez le Paysan

Sa fréquence. — Son étiologie

J'ai dit au début de ce mémoire que la Neurasthénie n'était point très rare chez le paysan. Cependant elle n'aurait pas à mon avis, et cela à l'inverse de ce que l'on constate à la ville, la fréquence de l'hystérie.

Pourquoi? Nous savons que la Neurasthénie est surtout une maladie *affective*. C'est bien plus le surmenage moral et intellectuel, que le surmenage physique qui la fait naître. Ce sont les préoccupations de tous genres, les chagrins, les déceptions, toutes ces circonstances que l'on est convenu d'appeler *démoralisantes* qui, par la perturbation qu'elles apportent dans la circulation cérébrale, arrivent à produire cet épuisement nerveux qui caractérise, précisément, la maladie de Beard.

Toutes ces conditions se retrouvent bien plus dans l'existence du commerçant, de l'industriel, de l'ouvrier des villes que chez l'homme des champs. Celui-ci travaille beaucoup, se surmène souvent, mais c'est toujours le corps qui est en action, qui peine, qui sue; le cerveau, lui, est au repos. Il a la vie uniforme, sans surprises. Il sait qu'il n'atteindra pas la fortune : « mes fils feront comme moi, ils travailleront ». Voilà le langage qu'il est souvent donné d'entendre au praticien de campagne, car c'est là la mentalité du paysan : telle était du moins jusqu'ici sa mentalité, car, bientôt, tout porte à le croire, le campagnard, par suite du développement, à outrance, de l'instruction, verra se modifier ses idées : il verra son ambition grandir, son horizon s'étendre au delà des limites, qui jusque-là semblaient lui être assignées, au delà du sol qui lui promettait le bonheur tranquille; et entraîné par des désirs nouveaux, par des aspirations nouvelles, il commencera à connaître les déceptions, les tristesses, au lieu de cette joie de vivre qui s'épanouissait dans l'âme de tout paysan. Mais ce paysan d'hier, celui que j'ai connu, ce primitif peut-il faire aisément de la Neurasthénie? Je crois que non, puisqu'il se trouve soustrait aux causes les plus ordinaires de la névrose.

Je sais bien que l'hérédité nerveuse, l'hérédité neuro-arthritique est toujours là, qui seule, sans causes occasionnelles, peut suffire à la produire. Je sais encore qu'il y a certaines intoxications, l'alcool, le tabac, mais j'ai dit pour l'alcoolisme du paysan ce que j'en pense; des buveurs, des ivrognes? oui; des alcooliques. Fort peu? quant au tabagisme, il est plutôt rare. Et nous n'avons guère eu l'occasion de le constater chez le campagnard. Les *intoxications* par la morphine, la cocaïne, l'éther sont de très rares exceptions : une seule morphinomane en douze ans. Nous ne trouvons pas davantage ces empoisonnements par le plomb, le mercure, toutes les intoxications qui peuvent être des causes productrices de la Neurasthénie. Parmi les maladies infectieuses qui peuvent également entrer en ligne de compte, la syphilis, si fréquente à la ville est encore restée rare à la campagne. Deux seulement me furent avouées en douze ans.

Donc après avoir dit, bien à tort, que la Neurasthénie était une maladie des villes, une maladie des riches, on commettrait une nouvelle erreur, si l'on venait affirmer qu'elle était aussi fréquente chez les paysans.

Les paysans peuvent être des névropathes, j'ai dit combien ils l'étaient dans la région que j'habitais, mais quand ils présenteront des accidents nerveux, ce sera des accidents hystériques plutôt que de la Neurasthénie. C'est l'hystérie qu'ils rencontreront surtout sur leur route.

On a apporté des statistiques établissant que la Neurasthénie était plus fréquente chez l'homme que chez la femme dans les proportions des deux tiers. Cette proportion est sans doute vraie pour la ville ; mais, à coup sûr, elle ne l'est pas pour la campagne. J'estime même, si je m'en rapporte à mes constatations, qu'il n'existe pas plus d'un neurasthénique homme en face de huit neurasthéniques femmes. Et cela s'explique si l'on songe que les seules préoccupations morales vives qui frapperont un ménage de paysans, atteindront particulièrement la femme. L'homme enfermé dans son étable, ou courbé sur sa charrue, laisse à la femme les soucis, s'il en existe : il ne sait guère pleurer avec elle ; s'il y a communauté matérielle intime, il n'y a certainement pas communauté d'émotions. Puis, cette vie perpétuelle au grand air, si précieuse pour la santé physique, et psychique, est plus vraie pour le paysan que pour la femme du paysan. Et la résultante sera celle que j'ai indiquée. Quand la neurasthénie rentrera dans un ménage de paysans, c'est la femme qu'elle frappera de préférence.

En résumé : la neurasthénie, maladie *acquise*, est beaucoup plus rare chez le paysan, que l'hystérie, maladie native.

Sa symptomatologie

Quelle forme revêtira surtout la névrose chez le paysan? Se distinguera-t-elle de la neurasthénie des villes? Non, elle n'offre rien de spécial. Ce sont toujours les même symptômes: céphalée, rachialgie, insomnie, troubles dyspeptiques, asthénie musculaire, dégoût du travail, dégoût de tout ce qui intéressait autrefois. Ses bœufs, ses vaches qui sont son orgueil ne l'occupent même plus. Il n'y a qu'une idée, qui l'obsède; sa maladie. Il ne songera à rien qu'à sa *petite bête*, comme dit Brissaud, c'est-à-dire à sa névrose. Comme les neurasthéniques de la ville, il aura cette *indécision* si pénible, qui l'empêchera de prendre telle détermination qui convient. J'ai vu certains paysans neurasthéniques ne pouvant plus faire un seul marché, conduisant, par exemple, leur bétail gras à la foire, puis les ramenant à l'étable avant d'avoir accompli la moitié du trajet et finissant ainsi, par ces courses répétées et inutiles, par faire maigrir des bœufs qu'ils avaient pris tant de peines à engraisser.

Comme le neurasthénique de la ville, le paysan deviendra le malade *ennuyeux* que l'on sait. Grand coureur de médecins, il sera surtout grand coureur de sorciers, c'est dans ce milieu là que les « médecins de village » recrutent une grande partie de leur clientèle.

Que dirais-je encore des autres symptômes? Le paysan neurathénique aura ses phobies, cette crainte de la mort, cette idée d'incurabilité qui hante le cerveau de tous ces malades, cette crainte de verser dans la folie, autre idée qui obsède à un si haut point le cerveau des neurasthéniques.

Dans tout cet exposé, on ne voit rien qui puisse distinguer la neurasthénie du paysan de celle du citadin. Je signalerai cependant ce fait que le vide cérébral si souvent indiqué par ces malades, parce qu'il est extrêmement pénible, qu'il occasionne des souffrances morales très vives, est bien rarement consigné par mes paysans neurasthéniques. Il est vrai qu'ils vivent si peu de la vie intellectuelle que, moins que ceux de la ville, ils apprécieront leur incapacité cérébrale et en souffriront.

Revue clinique

Après avoir ainsi passé brièvement, en revue, l'étiologie, la symptomatologie de la neurasthénie du paysan, il me resterait à placer quelques observations avant de passer au pronostic et au traitement.

Est-il vraiment bien intéressant de relater ces observations? J'ai beau fouiller mes notes, je ne retrouve rien de bien curieux. Ce sont toujours des manifestations banales, qui reviennent sans cesse dans l'histoire de chaque malade, avec des variantes, bien entendu, car on ne trouve presque jamais deux neurasthéniques parfaitement identiques.

Pour figurer la revue clinique je me contenterai donc de citer quatre ou cinq cas, dont quatre à forme génito-urinaire. Cette forme plutôt rare méritait une mention spéciale.

Observation 47. — Neurasthénie aiguë à la veille d'un mariage. Forme génitale. Durée 4 mois. — Guérison après simulacre de rupture de mariage.

Jeune homme de 27 ans, cultivateur, fort bien constitué, issu de parents nerveux, n'a jamais rien présenté d'anormal avant l'accident que nous allons mentionner. Depuis plusieurs mois il avait bien quelques céphalées, un peu moins d'ardeur au travail, mais tout cela était fort peu de choses, on n'y attachait aucune importance.

Un jour il arrive, chez moi, le visage anxieux. « Je suis désespéré, me dit-il, je dois me marier dans deux mois, et je n'ai plus une seule érection ni de jour, ni de nuit. Que pensera ma femme ? etc... ? » Et notre malade voyait ses céphalées augmenter, avait dégoût de tout, rien ne l'intéressait plus ; cette idée d'impuissance l'obsédait à un tel point qu'il n'en dormait plus. Pas de troubles intellectuels d'aucune sorte.

J'instituai un traitement énergique: Outre l'hydrothérapie, j'ordonnai : strychnine, cantharide. Rien n'y fit. Toujours pas d'érections, toujours cette sorte de phobie paralysante. Et la tristesse, l'anxiété, avec les cephalées, le casque neurasthénique augmentaient au fur et à mesure qu'on approchait de l'époque fixée pour le mariage. Quoi faire ? En présence de l'insuccès du traitement, je priai le père de simuler la rupture de ce mariage, auquel pourtant le jeune homme tenait beaucoup. On reprendrait les pourparlers après la guérison obtenue. — Le résultat fut parfait. N'ayant plus à se préoccuper autant de la possibilité, de la nécessité des érections, le jeune homme vit disparaître rapidement cet état de flaccidité désespérante de la verge, les érections avec éjaculations reparurent fréquentes. La gaieté revint. Cette barre douloureuse qui lui serrait le front, ces troubles dyspeptiques, cette insomnie, tout cessa. Il était guéri. Il jouit actuellement d'une bonne santé, a pu se marier, et n'a jamais présenté aucune des manifestations neurasthéniformes qui l'avaient tant fait souffrir.

Observation 48. — Neurasthénie post opératoire. — Ablation de la prostate forme dyspeptique, mais surtout urinaire.

Cet homme de 64 ans a traîné pendant plus de quinze années une neurasthénie avec manifestations variées : troubles dyspeptiques, insomnie, asthénie musculaire, céphalée, vertiges, indécision, idée obsédante de sa maladie. Grâce à l'isolement, à l'hydrothérapie, à l'électrothérapie, il a pu guérir complètement. Cette neurasthénie avait probablement eu pour cause, en dehors de l'hérédité, l'ennui que lui causait sa prostate et la nécessité où il était de se sonder.

Bien guéri de sa neurasthénie, G... se fit opérer. La prostate fut enlevée. L'opération réussit bien. Mais presque aussitôt notre malade vit reparaître ses troubles d'autrefois avec localisation prédominante du côté de l'appareil urinaire. Toute la journée, le malade est tourmenté par l'idée obsédante de sa vessie et de son canal de l'uréthre. Puis nous retrouvons cette insomnie, cette indécision, ce défaut de volonté que j'avais constatés lors du premier accès.

Après un nouvel isolement, la situation s'est de nouveau améliorée. Actuellement le malade est bien.

Observation 49. — Neurasthénie consécutive à un empoisonnement par la strychnine par erreur de pharmacien.

J'ai raconté au congrès de 1900 la longue histoire de cet empoisonnement qui fut très dramatique. En quelques mots je résumerai le fait. Au lieu de pilules de sulfate de sparteine de 0 gr 05 (2 par jour) le pharmacien se trompe, délivre des pilules de sulfate de strychnine, même dose. Après l'absorption de la première pilule, le malade a des crampes, la lumière le fatigue, ainsi que le bruit. Après la seconde pilule, la scène change, tout le corps est raide, contracturé en opisthotonos. Je ne dirai pas ici tous les phénomènes pourtant si intéressants présentés par notre malade : anurie presque complète, albuminérie, gastrorrhagie, acuité auditive et visuelle extraordinairement accrue etc... Le malade a guéri. Mais deux mois après, alors que notre homme était bien, une neurasthénie nettement caractérisée est survenue avec troubles dyspeptiques, phobies, obsessions, dérobement des jambes, céphalée. Son urine qui avait été albumineuse, ses érections qui un moment étaient presque permanentes l'obsédaient au plus haut point. Il avait de perpétuelles insomnies. Il avait le dégoût de tout, ne pensait plus qu'à sa maladie, il craignait de verser dans la folie. Cette neurasthénie post toxique a été très tenace. La guérison n'a été obtenue qu'après un an de traitement.

Notons en terminant un fait qui évidemment n'a rien à voir avec la neurasthénie, mais qui a son intérêt. L'exagération considérable des reflexes a persisté quatre mois après l'empoisonnement, l'acuité auditive et visuelle a persisté également fort longtemps.

Chez ce malade, il existait une hérédité nerveuse très chargée.

Observation 50. — Neurasthénie avec phobies, obsessions. spasme du sphincter de la vessie. — Guérison

A la suite de chagrins multiples, cet homme de 60 ans fut pris d'insomnie, d'inaptitude au travail, de céphalée. Un jour il éprouva une difficulté, ou plutôt un retard dans l'émission des urines, il pensa immédiatement que c'était une maladie grave qui le prenait. Dès lors il ne cessa d'y penser, il n'avait plus qu'une obsession : sa vessie. Vingt fois par jour, il essayait d'uriner. Et la crainte, la phobie de ne pouvoir émettre de l'urine amenait un spasme du sphincter qui ne cédait pas ou ne cédait qu'après une demi heure d'essai. Ce paysan vint à mon sanatorium. La guérison fut très rapide. Dès la première nuit il dormit, lui qui, depuis quatre mois, ne connaissait plus le sommeil. Il cessa d'être obsédé par ses mictions d'urine. En 8 jours — fait rare — tous les phénomènes neurasthéniques : indécision, insomnie, asthénie musculaire, troubles dyspeptiques avaient disparu. — Le spasme du sphincter était tombé. Plus d'obsessions. Notre malade était guéri en quelques jours, après avoir traîné une vie misérable pendant quatre mois, courant tous les médecins pour trouver une amélioration qui ne venait pas. L'isolement et le traitement moral avaient donné ce résultat. Cette rapidité de la cure ne s'explique guère qu'en admettant l'association de l'hystérie à la neurasthénie. Ce spasme du sphincter de nature hystérique céda aussitôt à la persuasion entraînant dans sa disparition tous les phénomènes neurasthéniques.

Observation 51. — Neurasthénie, tic, coprolalie

Il m'est arrivé de porter le diagnostic, chez notre paysan, dans une circonstance curieuse. Je faisais une conférence sur l'alcoolisme dans un petit bourg de la Vendée, à la Ferrière. C'est de cette façon que j'occupais les quelques rares loisirs que la clientèle me laissait. Pendant la conférence, j'entendais partir du fond de la salle quelques exclamations ordurières qui n'étaient pas sans me troubler. Le mot de Cambronne venait scander mes paroles à des intervalles très rapprochés et j'allais prier le Président de la conférence d'expulser ce perturbateur. Un ivrogne incorrigible, pensais-je, furieux d'entendre blâmer des excès qu'il aimait. A la fin de la réunion, j'eus le mot de l'énigme. C'était un malade, un tiqueur coprolalique. J'ai pu l'étudier ensuite car il est venu s'excuser près de moi. C'était un vieux paysan neurasthénique avec céphalées, angoisses, phobies, dyspepsie, etc. Mais tout ce cortège de symptômes l'ennuyait moins que son impulsion irrésistible à dire des mots sales partout, en toutes circonstances, quel que soit le lieu où il se trouvait.

J'arrête là mes observations pour étudier vite le pronostic et le traitement.

Pronostic

Le pronostic de la neurasthénie est sérieux chez le paysan surtout, parce qu'il vit dans un milieu, où il trouvera un aliment facile à sa maladie ; parce qu'il aura un entourage qui saura entretenir son affection. Il est malade, il éprouve des sensations bizarres, mal définies, tout en ayant une mine superbe qui ne reflète en rien une santé compromise. Il est incapable de travailler. C'est donc qu'on lui a jeté « un sort. »

Il le croit, autour de lui on le croit, dès lors on ne fera rien pour lui enlever cette croyance. On y insistera même. Aussi le rôle du médecin dans la circonstance est-il extrêmement difficile, délicat, et le résultat du traitement très problématique, précisément à cause de cette mauvaise hygiène morale dont le malade est enveloppé. Après la visite du médecin qui aura fait tous ses efforts pour réconforter le malade, la famille se chargera inconsciemment de défaire le peu de bien qui lui aura été apporté. Si j'aimais à voir le paysan hystérique rentrer dans mon cabinet, parceque je savais qu'il en sortirait sinon guéri, du moins considérablement amélioré, j'aimais à voir au contraire le paysan neurasthénique quitter rapidement ma consultation, conscient que j'étais, le plus souvent, de mon impuissance à le guérir. Ce simple aveu dira assez ce que je pense du pronostic de la neurasthénie chez le paysan soigné en clientèle, non isolé. Il est grave, il est moins grave cependant dans le jeune âge, parce que la neurasthénie n'a pas eu le temps de pousser des racines aussi profondes, puis le terrain n'est ni aussi dénaturé, ni aussi épuisé par les maladies chroniques et les intoxications. Mais comme les rechûtes sont toujours à redouter, le pronostic éloigné est moins bon que le pronostic immédiat. Ensuite il y a lieu de craindre pour plus tard l'évolution vers une psychose plus sérieuse, quelquefois incurable.

Traitement

Au paysan neurasthénique, pour les raisons que j'ai indiquées plus haut, il n'existe guère qu'un traitement vraiment efficace, c'est le changement de milieu, l'isolement. Il faudrait que le paysan quittât sa famille, ses occupations habituelles, qu'il fut soustrait à cet entourage si défectueux où il a édifié sa maladie et où sa névrose trouve son véritable bouillon de culture. Ceci peut d'ailleurs s'appliquer à tous les neurasthéniques en général.

Alors où irait-il, notre neurasthénique? Devra-t-il chercher sa guérison dans les voyages? J'ai entendu autrefois mon ancien et vénéré maître Charcot poser cette question aux nombreux neurasthéniques venant le consulter : « Êtes-vous riches? si oui? faites votre malle et partez, allez là où le hasard vous pousse, vers le ciel du midi, si vous aimez la chaleur, les fleurs ; dans les montagnes, si vous ne craignez pas le froid et si vous avez les jambes solides, mais promenez-vous, c'est ainsi que vous trouverez plus sûrement l'oubli de vos misères, et que vous arriverez à chasser la neurasthénie ». Disait-il vrai? Non. Les ennuis qu'entraîne tout voyage, choix d'hôtel, préoccupations de bagages, suffisent pour faire perdre au neurasthénique l'excellent résultat que seraient en droit de faire espérer les distractions rencontrées sur la route. Car, nous le savons, ce malade présente une mentalité spéciale, un rien le préoccupe, le bouleverse, faire une malle, prendre un billet de chemin de fer, choisir le but vers lequel il doit promener sa misère physique et morale, est un travail excessivement pénible pour lui.

Du reste, ce traitement par les voyages, fut-il excellent, ne serait pas un traitement applicable aux paysans.

Au neurasthénique, il lui faut la vie calme, tranquille, l'isolement. Il lui faut la vie dans un établissement où il trouvera, avec l'éloignement de la famille, l'oubli des affaires, le repos et un traitement approprié.

Voilà notre neurasthénique installé dans un établissement spécial, comment doit-on comprendre cet établissement? Auparavant j'exprimerai un regret. c'est qu'il n'existe pas de maisons spécialement réservées aux affections nerveuses pour malades peu fortunés. Il y a bien l'hôpital, mais l'hôpital ne vaut rien pour cette catégorie de malades qui nous occupent. Là, trop peu d'air et trop de misères de tous genres! Aussi, que de fois en clientèle ai-je souffert, connaissant le remède, de ne pouvoir le faire appliquer, les ressources de mes paysans faisant généralement défaut. Les riches, les paysans riches pouvaient seuls bénéficier de cet isolement à bon droit si vanté.

Comment appliquera-t-on cet isolement? Si sur son efficacité, tous les médecins sont d'accord, ils se séparent sur la façon de le pratiquer. Certains neurologistes, et non des moindres, recommandent la *claustration* dans une chambre, presque sans communications avec le monde extérieur. Le malade recevrait son manger, resterait assis ou couché dans une chaise longue. C'est dans cette sorte de réclusion que le neurasthénique devra trouver la guérison. D'aucuns assurent avoir obtenu d'excellents résultats. Je ne veux certes pas les contester, je n'en ai pas le droit.

Je prétends cependant qu'il existe une autre méthode infiniment plus douce pour le malade et à mon avis aussi féconde en résultats.

D'ailleurs, que de malades sont arrivés à mon sanatorium et qui avaient été préalablement soumis à cet isolement absolu et cela sans profit. « Surtout, me disaient-ils, ne nous isolez pas dans une chambre, nous aurions peur non seulement de ne pas guérir, mais de devenir aliénés. » D'autant que c'est là une crainte, une idée obsédante, fréquente chez les neurasthéniques. Je les rassurais vite, en leur déclarant que ce n'était pas ainsi que je comprenais le traitement de la neurasthénie. Et ces mêmes malad s'amélioraient vite et partaient radicalement guéris.

Comment ai-je donc compris l'isolement? J'ai voulu que le sanatorium pour le neurasthénique fut un sanatorium gai. Il importe de jeter un peu de joie autour de ces âmes si tristes, près de ces désespérés de la vie. Donc un grand parc, de beaux arbres, des fleurs. Il faut que le malade trouve un établissement qui lui plaise, où il se trouve à l'aise, lui, si enclin à trouver de la tristesse partout. Et dans cet établissement qui commence à sourire au malade, si, lui, ne sourit pas encore, je n'isolerai pas le neurasthénique, il prendra ses repas à la table commune. Pas de service spécial, pas de gardien spécial pour écouter et plaindre à tout propos le malade. Après les repas, promenades dans le parc, jeux divers suivant les goûts et les aptitudes de chacun. Le soir, petit concert de famille, chant, musique, etc. C'est la vie familiale que l'on y goûte, vie récréative, non la vie d'hôpital.

Ainsi, les neurasthéniques vivront en commun, feront société entre eux, mais le médecin devra veiller toutefois et très attentivement, à ce que certaines sélections soient faites, à ce que les nouveaux venus, ceux qui n'ont pas encore la foi dans la guérison, ne fassent compagnie que de neurasthéniques améliorés déjà en convalescence. Il doit éviter, défendre l'intimité de malades dont l'affection a jusqu'ici été rebelle au traitement. C'est là que doit s'exercer une surveillance de tous les instants. Et il faut vivre, comme je le fais actuellement, de la vie de ces malades pour bien apprécier quelle excellente psychothérapie, quelle heureuse action morale résulte de cette fréquentation ainsi circonscrite et judicieusement choisie.

Il est d'ailleurs aisé de le comprendre. Le médecin dira bien à un malade. « Vous guérirez ». Il se défie de lui, de ses paroles. Il y est quelque peu autorisé, tant de fois il a entendu ce langage, tant de fois on lui a promis une guérison qui n'est pas venue ! Mais il se défiera moins d'un collègue en maladie, qui lui racontera ses misères d'autrefois, misères identiques, et dont il est débarrassé. Notre neurasthénique a devant lui le tableau vivant de ce que peut faire le traitement. Il est obligé de croire, puisqu'il voit. Ses doutes sur son incurabilité sont ébranlés, sinon effacés. Et cela a une très grande importance pour la guérison. La besogne du médecin se trouvera diminuée d'autant.

Avec la claustration, au contraire, le malade reste seul, abîmé dans ses idées noires qu'il tourne et retourne dans tous les sens, songe à ses misères que la pensée constante ne fait qu'aggraver. Il voit la vie très triste et cette sorte de reclusion n'est pas faite pour la lui présenter sous des aspects vraiment gais. Le médecin lui dira bien que c'est ainsi qu'il trouvera la guérison, il ne le croira pas. Il n'a pas la foi.

Combien différent est le traitement tel que je l'ai exposé ! Dirai-je que le neurasthénique à son entrée rit, s'amuse, quand ses camarades de misères s'amusent et rient ? Je mentirais. Il est aussi incapable à ce moment de se distraire que d'agir. Il semble même souffrir de la gaieté des autres. Mais il ne peut empêcher cette opération mentale de se faire : « tel malade que je vois goûter les joies de l'existence était comme moi un désespéré de la vie, il a retrouvé le rire qu'il ne connaissait pas, ne pourrais-je guérir à mon tour? » Et ce raisonnement qu'il se tient en lui-même silencieusement finit par créer ce qu'il n'avait pas : l'espoir, et l'espoir chez le neurasthénique, c'est la porte ouverte à la guérison.

Tous ces détails, pour les médecins qui ne vivent pas en contact permanent avec ces malades spéciaux, doivent sembler des détails futiles. Ils ont pourtant une réelle importance. C'est souvent dans ces petits riens que réside le secret d'une guérison.

En dehors de cette surveillance étroite, permanente que le médecin exercera sur ses malades, dont il dirigera ainsi les fréquentations, il devra tout mettre en œuvre pour prendre sur ses neurasthéniques cette influence si précieuse qui l'aidera puissamment à faire la rééducation de cette volonté qui s'en va. Il devra user de bonté, de tact, il devra se faire aimer, ces malades ont tant besoin d'appui moral ! Et lorsqu'ils le trouvent dans le médecin, ils arrivent peu à peu et sûrement à reconquérir cette tranquillité d'esprit qui leur faisait défaut et dont la privation les faisait tant souffrir.

Avec l'isolément, la psychothérapie, le traitement moral, nous avons pour ainsi dire tout le traitement de la neurasthénie. Le reste ne vient lui servir que d'appoint, appoint non négligeable certes, puisqu'en dehors de l'action physique qu'il exerce, il agira psychiquement, moralement.

Et dans cet ordre d'idees, nous trouvons l'hydrothérapie, dont l'utilité n'est pas niable, parce qu'elle stimulera cette activité nerveuse qui manque au neurasthénique.

Jamais de douches froides, des douches tièdes, en cercles, en pluie, en jets, et données d'après une technique, dans le détail de laquelle je n'entrerai pas ici.

Après la douche, le massage produit de bons effets.

J'ai coutume d'associer à l'hydrothérapie suivie du massage, l'électrothérapie, les douches statiques. Si la preuve de leur efficacité réelle n'est pas faite, on doit toujours admettre qu'elles auront une action morale incontestable sur le malade. Beaucoup de mes neurasthéniques accepteraient de se priver de l'hydrothérapie, mais ne voudraient à aucun prix se dérober à la douche statique, sous le prétexte réel ou imaginaire qu'ils en sentent les bienfaisants effets. Doit-on donner des médicaments aux neurasthéniques. Je ne sais le bénéfice qu'en peuvent retirer les confrères. Pour moi, je ne crois pas à leur utilité. En clientèle, à la campagne, j'en donnais à mes paysans neurasthéniques. J'y étais contraint, n'ayant rien, en dehors de ces médicaments et d'une hydrothérapie rudimentaire, à leur prescrire. J'ai dit mes insuccès. Au sanatorium, je n'en donne presque jamais. Un peu de sulfonal ou de trional le soir à ceux qui ne dorment pas. Je tiens dès le début du traitement à leur procurer le sommeil, fut-il forcé. J'ai employé quelquefois le sérum artificiel en injection, mais autant, je dois l'avouer, pour aider la psychothérapie que pour tonifier le malade.

On ne sera pas surpris que, dans tout ce long exposé, je ne prononce jamais le mot de suggestion hypnotique, à propos du traitement de la neurasthénie. Si l'hypnose dans les cas d'hystérie rebelle rend de grands services au malade et au médecin : dans la neurasthénie on ne doit jamais y avoir recours, on ne doit jamais l'essayer : d'ailleurs on n'obtiendra jamais le sommeil — quoiqu'en dise Berrillon et son école — dans les cas de neurasthénie pure non associée à l'hystérie. Les hystéro-neurasthéniques seuls pourraient donc bénéficier de cette médication psychique.

Pour le régime, j'y attache en général moins d'importance

que l'on a coutume de le faire. J'estime qu'on a déjà trop habitué le neurasthénique à surveiller son alimentation. C'est une façon malheureuse de le faire songer, même pendant le repas, à sa maladie. Et ces malades qui craignaient au début du traitement, ou chez eux, de ne pouvoir supporter quelques cuillerées de lait, s'apercevaient avec un certain étonnement qu'ils supportaient aisément les aliments solides et variés qu'on sert à la table commune. Il n'y a évidemment rien d'absolu. Il m'est arrivé parfois d'appliquer le régime du lait et des œufs à quelques estomacs trop délicats, à ces estomacs dont les troubles sont des causes et non des effets de la neurasthénie.

Le traitement de la neurasthénie ainsi compris, ainsi édifié, c'est la guérison presque certaine. J'avoue que j'ai été surpris ; habitué en clientèle à voir mes paysans neurasthéniques multiplier les consultations, absorber force médicaments et cela sans résultats, j'ai été surpris, dis-je, de voir la facilité avec laquelle ces mêmes malades, dont quelques-uns sont venus s'isoler à mon sanatorium, ont pu se débarrasser de leur si douloureuse et si tenace maladie. Car la guérison est presque la règle, si je consulte ma statistique.

Elle se produira en 3 ou 4 mois environ. J'apporte là un chiffre approximatif. J'ai rencontré des malades chez qui la guérison a été plus rapide, d'autres chez qui elle a été plus lente; d'autres enfin, pour ne rien omettre, chez qui elle ne s'est pas produite du tout. Mais ce dernier cas est une exception. Tout cela dépend et de l'hérédité plus ou moins chargée, de la cause du mal, de l'acuité, de la vieillesse du mal ou de la forme du mal.

Ce qu'il importe surtout de bien retenir, et c'est pourquoi j ai tant insisté, le paysan neurasthénique, comme tout neurasthénique, guérit difficilement en clientèle.

Dans un établissement, avec l'isolement tel que je l'ai défini et compris, le paysan neurasthénique, comme tous les neurasthéniques, guérit presque toujours.

CHAPITRE III

Conclusions

J'ai fini; j'ai eu plaisir à revivre, en la transcrivant, l'histoire de tous ces paysans avec lesquels j'ai vécu pendant de si longues années et qui sont intéressants à tant de titres. J'étais évidemment tombé dans un milieu spécial. Car jamais on ne pourra s'imaginer pâte plus malléable que le cerveau du paysan du Bocage. Et si j'avais voulu appliquer le long des murs de mon cabinet toutes les béquilles des paralytiques guéris subitement chez moi, j'aurais une panoplie d'un nouveau genre, extrêmement riche, pouvant rivaliser avec tout ce que l'on voit dans les chapelles à miracles.

Disons, pour être exact, que toute médaille a ses revers. J'ai eu à supporter, au début du moins, les attaques de gens qui voulaient voir ou voulaient faire croire qu'une puissance occulte m'aidait dans ces guérisons que l'on taxait de surnaturelles à cause de leur brusquerie, de leur soudaineté ; car chez le paysan Vendéen, plus peut-être que partout ailleurs l'attirance vers l'occulte, l'attraction vers l'impénétrable, captive les cerveaux, les absorbe tout entiers.

Malgré toutes les critiques que les personnes intéressées ou non soulevaient sur toutes ces cures si troublantes, pour ceux qui ne sont pas obligés de les comprendre, on aimait, malade des nerfs, à affluer à mon cabinet, pour profiter d'une thérapeutique qui, si souvent, sans le secours du pharmacien entraînait une guérison rapide. Aussi ces douze années passées au milieu de ces paysans furent douze années d'un dur labeur, compensé il est vrai par les satisfactions de l'esprit qui, chaque jour, trouvait à faire de nouvelles cueillettes de documents intéressants ; compensé par les satisfactions du cœur qui puisait dans la reconnaissance de ses malades une ardeur toujours nouvelle à essayer de faire le bien.

Maintenant j'apporte les conclusions de mon mémoire. Elles seront brèves.

1° **L'hystérie** est une affection *très commune* chez les paysans ; l'enfant, l'adulte, le vieillard même lui paient un large tribut.

2° A mon sens, elle est *plus fréquente* qu'à la ville : j'en ai donné les raisons.

3° A cause de la très grande *suggestibilité* du paysan, elle est *plus facilement curable, plus rapidement curable* que chez l'hystérique de la ville. Les guérisons *spontanées* par simple *persuasion* sont presque la règle.

4° Dans les cas rebelles à la simple persuasion, l'*hypnotisme* apportera son concours efficace.

5° Les gros accidents de l'hystérie, chez le paysan, les plus ordinaires sont les paralysies, les contractures, les tremblements, l'astasie abasie, le mutisme, etc. Les accidents *convulsifs* généralisés sont très rares.

6° Très fréquemment les gros accidents de l'hystérie sont chez le paysan, à cause de sa grande suggestibilité, *des accidents d'imitation*, ou des accidents commandés inconsciemment par l'entourage.

7° Tout ce que je viens de dire de l'hystérie *virile* s'applique à l'hystérie *infantile*.

8° **La neurasthénie** du paysan, sans être rare, n'a pas la *fréquence* de l'hystérie.

9° Elle est plus commune chez la femme que chez l'homme, à l'inverse de la ville.

10° La neurasthénie du paysan ne se distingue guère de la neurasthénie du citadin que par de très légères particularités que j'ai signalées.

11° A cause du milieu très *défectueux* dans lequel elle évolue : la neurasthénie du paysan est *très difficilement* curable en clientèle.

12° Contrairement aux paysans hystériques qui peuvent trouver une guérison radicale et souvent subite de leurs accidents en consultations, le paysan neurasthénique pour guérir, devra souvent, si les ressources le lui permettent, s'isoler dans un sanatorium.

13° Le sanatorium est pour les neurasthéniques anciens, les neurasthéniques invétérés qui ont épuisé toutes les médications le seul remède vraiment efficace. Et c'est la guérison dans la majorité des cas.

Angers, Imprimerie Lachèse et Cie, J. Siraudeau, succr. 06-7879

www.ingramcontent.com/pod-product-compliance
Ingram Content Group UK Ltd.
Pitfield, Milton Keynes, MK11 3LW, UK
UKHW022102190726
13855UKWH00002B/589

9 782013 044516